不费力全身肌肤
抗老保养事典

银座皮肤科名医 〔日〕吉木伸子 著 张华英 译

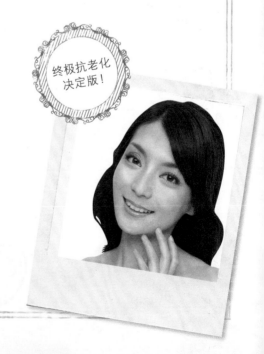

终极抗老化
决定版！

浙江科学技术出版社

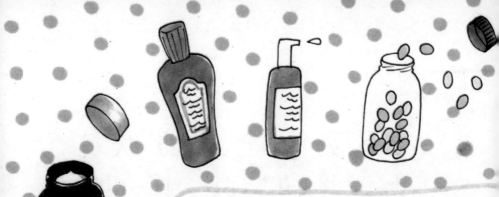

这些保养方法，

随着年龄的增长，所有女性都会面临的烦恼是肌肤老化问题。

为了维持美丽与年轻，任何人都应该努力。

然而，若不能依据医学知识进行正确保养，很难达到抗老化的效果。

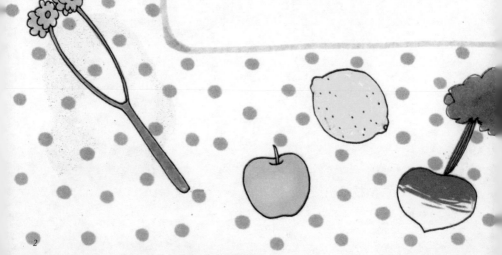

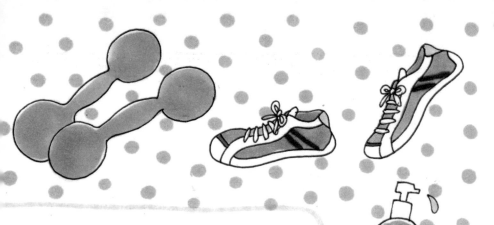

真的有效吗？

　　在自我独创的保养方法中，某些不太有效果的保养方法，甚至可能使肌肤老化问题变得更严重。

　　请你重新检视自己一直以来用的保养方法，并仔细思考：这些保养方法真的有效吗？

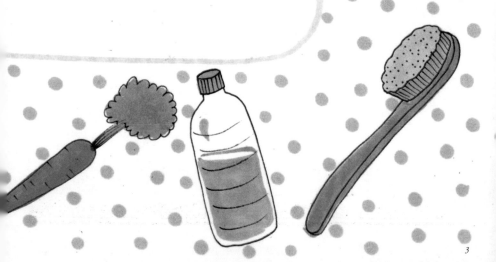

ALL ABOUT PROPER ANTI-AGING CARE BIBLE

写给在意肌肤老化问题的你

学习抗老化的保养方法之前，建议你先了解肌肤的构造和老化原因等与老化相关的基础知识。现在到处都充斥着各式美容法，任何人都能通过媒体获知很多信息，可是很遗憾，美容知识的相关报道中，掺杂了许多缺乏医学依据的内容。真正有效的抗老化保养方法是什么？自己最需要保养的是什么？为了找出这些问题的答案，你绝对需要具备与肌肤有关的正确知识。

而且，抗老化所需要的不只是肌肤保养，还需要养成健康的饮食、睡眠、运动等生活习惯。此外，了解年龄增长对女性身体带来的变化等也是很重要的。

在具备正确知识的基础上进行持续且有效的保养，一定能让你比没有做正确保养的同龄人更加美丽！

吉木伸子

Part 1

重新检视！
每日的肌肤保养 …………………………… 1

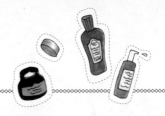

Part 2

该不会是在虐待肌肤吧?
关于肌肤保养的各种恼人问题········41

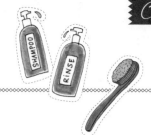

Part 3

全身检视，锁住青春！
抗老化专属的身体和
头发保养

Part 4

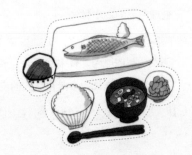

真正的抗老化从体内开始！

能让人变美的饮食 ⸺⸺⸺ 141

Part 5

重新检视睡眠的重要性!

可创造美丽肌肤的睡眠

Part 6

越不运动的人越容易老!

让肌肤和身体年轻的运动

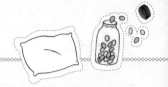

Part 7

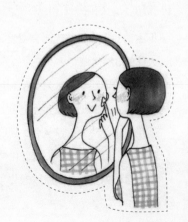

Part 1

重新检视！

每日的肌肤保养

健康、美丽的肌肤
需要每日进行正确的肌肤保养。
然而，要是没有进行正确保养，
原本为了肌肤所做的护理
反而会对肌肤造成负担。

告诉我
你对 "抗肌肤老化"
的印象

Q 对你来说，抗肌肤老化是……

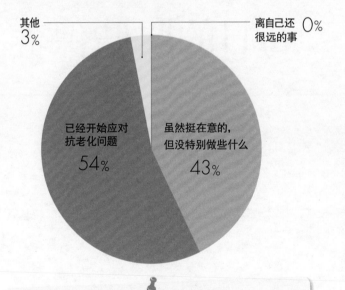

其他
3%

离自己还 0%
很远的事

已经开始应对
抗老化问题
54%

虽然挺在意的，
但没特别做些什么
43%

吉木老师的小叮咛

在意肌肤老化的人似乎不少。进行抗老化保养前，请先找出自己肌肤问题的原因。对于护肤品，需检视成分后再斟酌使用。贸然地进行保养，将无法达到期望的效果。

Q　进行抗老化保养时，应采取何种对策？

在脖子上涂抹乳霜。

服用维生素。

吉木老师的小叮咛

依赖维生素的人似乎很多，但是维生素在预防斑点和皱纹上的效果不是很理想。建议你不要只用一种美容方式。规律且充足的睡眠、不偏食的饮食习惯、适度的运动等生活方式，才是更有效的美容方式。

即使护肤品的价格比较高，你也要使用品质好的。

食用大量的蔬菜和水果。

在斑点上涂抹
美白护肤品。

以按摩方式对出现斑点、
皱纹及肌肤松弛的部位进行保养。

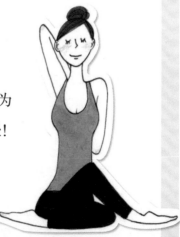

开始运动。因为大家都认为
柔软性好的人比较年轻！

勤做美颜体操。

2011年4月，日本主妇之友社对36位20~49岁女性进行问卷调查的结果。

Cleansing
卸妆

卸妆品
无法清除毛孔中的
污垢

现在的粉底有很强的抗汗防水能力，只用一般的洗脸方式已难以将其清洁干净，因此洗脸之前一定要先卸妆。卸妆品的主要成分是油脂和表面活性剂。其中，油脂能使彩妆污垢浮在肌肤表面，而在冲洗污垢时，表面活性剂能使其和水融合在一起，两者可谓各司其职。

挑选卸妆品时，
要看其对肌肤的温和程度

卸妆品有许多类型，产品不同，其清除彩妆的能力以及对肌肤的刺激程度也不一样。相较之下，不太会对肌肤造成负担的是需要冲洗的乳霜类型以及乳白色的凝胶类型。虽然连睫毛膏这种彩妆也能轻松去除的油性卸妆品很受欢迎，但其清洁彩妆的强大能力会使肌肤受到很强的刺激。因此，与其将卸妆品当作日用品来用，不如在只有化浓妆的时候才使用。另外，卸妆"能清除毛孔中的污垢"也是一种错误观念。即使你在卸妆时摩擦肌肤表面，因为毛孔是孔穴，其深处的污垢也无法得到清除，肌肤也会变得干燥、粗糙，或肌肤龟裂。记住，卸妆品充其量只是清除彩妆的产品，请不要另作他用。

Dr. 吉木式图表　卸妆品对肌肤的刺激性

对肌肤的刺激性	类型	特征
强 ↑	片状	几乎不含油脂，完全以表面活性剂来清除彩妆，对肌肤的刺激性很强，也容易因摩擦刺激而在肌肤上留下斑点
	液状　油性	大多是表面活性剂含量高的产品，其清除彩妆的能力强，但每天使用对肌肤的伤害很大。而且为了彻底清除彩妆，经常需要用力摩擦肌肤
	乳液状	水分含量高，与彩妆的融合能力弱。为了弥补这一点，有些产品中会添加大量表面活性剂
	凝胶状	非乳白色的透明产品，这类产品中的表面活性剂含量较高。相对而言，乳白色凝胶状产品对肌肤的刺激性较弱
弱	乳霜状	油脂含量适中，各成分含量均衡。选择稍微浓稠的偏固态的类型，可缓解摩擦肌肤带来的刺激。擦拭型容易对肌肤造成刺激，因此最好选用需冲洗的类型

※ 上述分类方法较粗略。实际上，凝胶状和乳霜状产品中也有刺激性很强的，且产品不同，其刺激性可能略有差异，因此最好能先在局部肌肤上试用。

为了清除毛孔中的污垢和改善肌肤暗沉，
在卸妆的同时经常做按摩

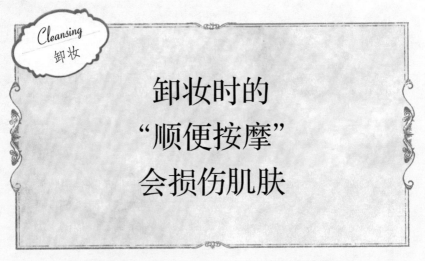

Cleansing
卸妆

卸妆时的
"顺便按摩"
会损伤肌肤

每日的肌肤保养步骤中，最容易对肌肤造成损伤的就是卸妆。为了不损伤肌肤，迅速完成卸妆很关键。从抹上卸妆品到冲洗完毕，在1分钟以内全部完成是理想状态。

卸妆要
温和、迅速

使用卸妆品时切勿过分节约，请取适量进行卸妆。量太少容易损伤肌肤，请取出能在肌肤和手之间形成缓冲层的量。卸

妆时，需从肌肤相对强韧的T字部位开始，然后是U字部位，最后才是眼睛和嘴唇周围。当卸妆品和彩妆品充分融合后，用温水迅速地将它们冲洗干净。卸妆后紧接着洗脸，因此卸妆时只要能去除掉六成彩妆即可。

卸妆时应尽量避免用力揉搓肌肤。多数女性容易在颧骨高出的部位施力揉搓，长期持续下来，肌肤可能会变得又黑又暗沉。另外，也请避免在卸妆时顺便按摩。因为这样会使卸妆品停留在肌肤上的时间延长，由表面活性剂导致的损伤会比按摩的结果更严重。

Dr. 吉木式　对肌肤温和的卸妆方式

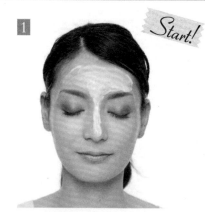

在 T 字部位抹上卸妆品

先在额头至鼻子部位抹上卸妆品，用指腹让卸妆品和粉底融合。

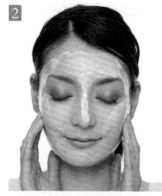

卸掉 U 字部位的彩妆

将卸妆品扩散到脸颊至下颚部位。切勿用力揉搓、摩擦肌肤。

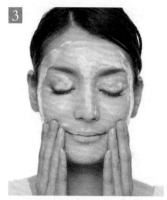

卸掉眼睛和嘴唇周围的彩妆

处理肌肤比较薄、比较脆弱的眼睛和嘴唇周围。指腹几乎不施力，轻轻地让卸妆品和彩妆融合。

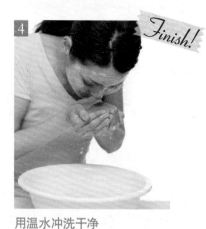

用温水冲洗干净

不要揉搓肌肤，双手捧起 36～37℃ 的温水把脸冲洗干净。请将所有动作，包括涂抹、冲洗，控制在 1 分钟内完成。

Point

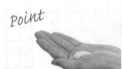

请取用适当分量的卸妆品

卸妆品的取用量太少，容易损伤肌肤。若使用乳霜状的卸妆品，建议取用 2 颗樱桃般大小的量。

给总是这样做的你

为了让肌肤有水润感，使用保湿类型的洁面品

Wash Face
洗脸

洗脸后的"湿润感"，
其实不是因为水润，
而是因为油脂

　　洗脸的目的，是要把汗、皮脂以及卸妆步骤中无法清除干净的彩妆等冲洗干净。因此，最值得推荐的洁面品是简单的固体洁面皂。虽然以洗脸后不紧绷为卖点的泡沫洁面乳很受欢迎，但使用后留在脸上的"湿润感"，其实是因为泡沫洁面乳中含有许多油脂。洗完脸的同时洗净了肌肤表面的油膜，这样不仅会使很多人误以

建议使用不含多余成分的
固体洁面皂

为脸部肌肤有了湿润感，而且还可能使洗脸后涂抹的化妆水和精华液不容易渗透至肌肤并被吸收。有些洁面品中会添加美白或抗老化等成分，但因为本身是洁面品，这些有效成分会在冲洗时流失，所以我们无须期待洁面品能为肌肤带来保养效果。与其在洁面品上追求更多的效果，不如先以洗脸方式彻底清洁后，再以保养方式追求肌肤水润和其他各种效果，这样才是正确的做法。

　　挑选洁面品的关键是要选择洗净力适合个人肌肤的产品。最好选择不含多余成分、能够彻底清除污垢的产品。根据成分表挑选或许比较困难。一般来说，单纯的固体洁面皂大多不含多余的油脂或其他成分。

Dr. 吉木式图表 洁面品的类型和特征

类　型	特　征
固体洁面皂	通常不含过多的油脂，也不含其他多余成分。请选用洗脸后肌肤不紧绷的产品
洁面液　　洁面乳霜	主打"温和、不伤肌肤"的概念，通常是添加了大量油脂的产品
泡沫洁面乳	标榜面疱专用的产品的洗净力较强。一开始即为泡沫状的产品，大多含有发泡剂或表面活性剂，对肌肤的刺激性强
洁面粉	洗净力或对肌肤的刺激性不一，视产品而定。酵素洁面品的洗净力较佳
不会起泡的洁面乳	洗净力弱。适合肌肤严重干燥、极其敏感的人使用

※ 上述分类方法较粗略，实际上分类方法会因产品不同而略有差异。最好能先在肌肤上试用，然后选择能彻底清除污垢又不会使肌肤紧绷的产品。

洁面品的泡沫很重要，
揉搓出满满一堆泡沫后再洗脸

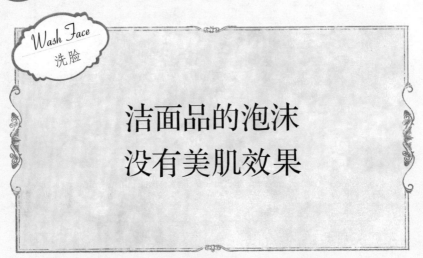

Wash Face
洗脸

洁面品的泡沫
没有美肌效果

　　洗脸时需特别注意的是，切勿揉搓肌肤。摩擦的刺激会伤害肌肤表面，不仅会使肌肤干涩或龟裂，还可能导致斑点出现。

　　为了避免摩擦肌肤，将洁面品揉搓成一堆泡沫，"用泡沫洗脸"的做法很有必要。不过，这并不表示泡沫越多越好，只要大约有一颗鸡蛋大小的泡沫量就足够了。这些泡沫只需在手和脸之间起缓冲作用即可。就算揉搓出超过这个分量的泡沫，也不会带来美肌效果。在脸部湿润的情形下耗费太多时间来揉搓泡沫反而会使肌肤干燥，最好能迅速揉搓出适量的泡沫。

以泡沫作缓冲层，
让肌肤远离摩擦

　　将洁面品揉搓成适量泡沫后，以不弄破鸡蛋般的力量将泡沫涂抹在皮脂较多的部位（T字部位），让泡沫和肌肤融合，然后以温水彻底冲洗干净。当肌肤出现紧致感时，表明脸已经清洁干净。如果脸颊或鼻翼等处仍有油脂残留，可在相应部位抹上泡沫，重新清洗。从浸湿脸部到冲洗干净，在约2分钟内全部完成是理想状态。

Dr. 吉木式　对肌肤温和的洗脸秘诀

1 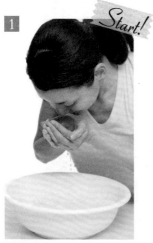 *Start!*

浸湿脸部

先把手洗干净，然后以36～
37℃的温水浸湿全脸。水太热会
使肌肤干燥，请多留意。

2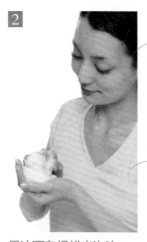

用洁面皂揉搓出泡沫

分2～3次添加温水，用手把洁面
皂揉搓成泡沫。

揉搓至产生的泡沫
可作缓冲层

揉搓至双手交叠时，
两手间的泡沫可作缓
冲层即可。

也可以使用
揉搓泡沫的辅助网

不容易揉搓出泡沫时，
可以用揉搓泡沫的辅助
网搓出泡沫。

以不会弄破
鸡蛋般的
力量

3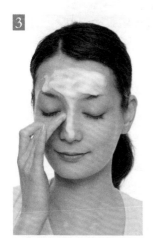

将泡沫涂抹在T字部位

将泡沫涂抹在皮脂较多、皮肤较
强韧的额头至鼻子的部位，用指
腹如同画小圆圈般，让泡沫和污
垢彻底融合。

4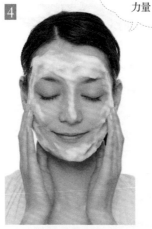

**抹在U字部位，再扩张到
眼睛、嘴唇周围**

眉间、鼻翼、下颚的凹陷处容易
被忽略而没洗到，请多留意。

5 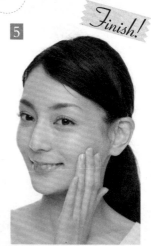 *Finish!*

用指尖触摸脸部，确认触感，有
油脂残留的部位要重新洗。

洗脸后，用充足的化妆水补充水分

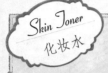

Skin Toner
化妆水

洗脸后，
就算涂抹上化妆水也无法
创造出水润的肌肤

提到补充肌肤水分的保养品时，许多人会最先想到化妆水。的确，抹上化妆水后，脸上会立刻出现像水分渗透入肌肤的舒适感。不过绝大多数化妆水的成分几乎都是水。就算抹了非常多的化妆水，水分也一样会随着时间蒸发、消失。为了把水分留在肌肤内部，需要保湿成分，但添加在化妆水内的仅是水溶性的成分。另外，为了让化妆水有如水一般的触感，其中必

化妆水不是保湿的
必备品

然无法添加各种高浓度的保湿成分，所以不要期望化妆水具有强保湿效果。

如果期望化妆水具有保养肌肤的效果，那么与其把焦点放在保湿上，不如去注意它的抗老化效果。这是因为创造美丽肌肤的有效成分中，有些很适合添加到水含量多的化妆水内。其中的代表成分是维生素C诱导体。它可把具有强抗氧化作用的维生素C转化成容易渗透进肌肤的形态。维生素C诱导体拥有各式各样的效果，不仅可以美白、增生胶原蛋白，使肌肤紧致，还可以预防面疱。其他抗氧化成分还有烟酸（维生素B_3）、植物精华等，它们对抑制肌肤粗糙或龟裂及斑点、皱纹的形成也非常有效，值得推荐。

化妆水中的有效成分

抗氧化成分

能有效防止肌肤老化的成分中的水溶性成分。

成分名称

· 黄芩精华
· 番茄红素
· 葡萄籽精华
· 花青素　等

抗老化成分

维生素C诱导体或烟酸（维生素B₃）等。这些水溶性成分在被添加到化妆水内时会比在被添加到乳霜内时更稳定，且更易于肌肤吸收。

成分名称

· 抗坏血酸棕榈酸酯磷酸酯三钠
· 维生素C磷酸酯钠
· 烟酰胺（Niacinamide）等

保湿成分

有助于维持肌肤水润的成分。不过，能添加到化妆水内的保湿成分的种类和浓度皆受到限制。

成分名称

· 胶原蛋白
· 玻尿酸

添加了高浓度玻尿酸或胶原蛋白的产品不是化妆水，而是精华液。

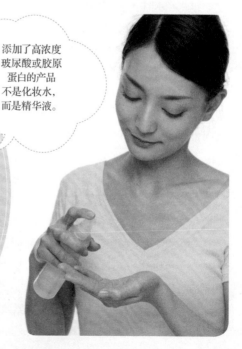

为了让化妆水彻底渗进肌肤，
用沾了化妆水的化妆棉仔细地轻推肌肤

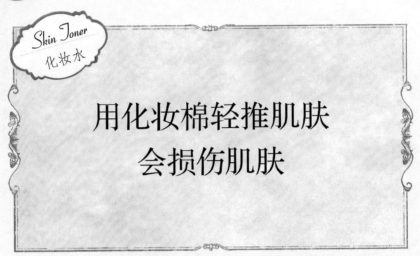

Skin Toner
化妆水

用化妆棉轻推肌肤
会损伤肌肤

抹化妆水时，应该用化妆棉，还是直接用手？有些人对这一点感到疑惑。正确的做法是直接用手。因为不管是多柔软的化妆棉，一旦沾了化妆水就都会变硬。用硬邦邦的化妆棉轻拍或轻推肌肤，会使肌肤受到很强的刺激，如果长年持续如此，则可能导致斑点或红血丝（发红的脸）出现。另外，"不用化妆棉，化妆水就无法渗进肌肤"的观念也是错误的。化妆水是不会因拍打或摩擦而渗进肌肤的。

用手进行
每日的肌肤保养

用手进行肌肤保养是基本做法。曾听过"如果用手抹化妆水，手会把化妆水吸收掉"等说法，这是错误的。就像用手把水捧起来一样，手上的化妆水不会在被抹到脸上之前就被吸收掉。抹化妆水时，先把化妆水倒在手上，然后用五指并拢的双手包住脸，轻轻地将化妆水按在脸上。而肌肤较薄的眼睛和嘴唇周围，则用指腹轻轻按压。在抹化妆水的过程中，请避免为了追求紧致感而用手轻推或轻拍肌肤。切记，拍打肌肤并不会使肌肤紧致。

抹化妆水的正确方式

1 *Start!*

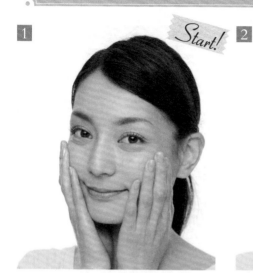

2

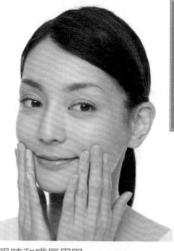

抹在全脸

取适量化妆水放在手上，然后用五指并拢的双手包住脸，轻轻地将化妆水按在脸上。切勿轻拍或摩擦脸颊。

抹在眼睛和嘴唇周围

用指腹轻轻按压眼睛和嘴唇周围等肌肤较薄、较幼嫩的部位，让化妆水与肌肤融合。

3 *Finish!*

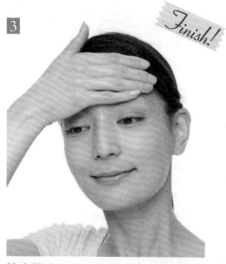

抹在额头

轻轻按压额头，把手上剩余的化妆水抹在额头上，最后沿着脸部线条轻按。

多得出乎意料! **错误保养法**

拿化妆棉轻推肌肤

再柔软的化妆棉沾湿后也一样会变硬，轻推或轻拍会给肌肤造成负担。

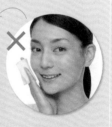

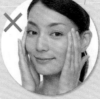

重复涂抹

水分就算补充得再多，也一样会蒸发。如果很在意肌肤干燥问题，不妨多抹些精华液。

对化妆水的挑选很讲究，却用便宜的精华液

Essence
精华液

精华液
才是抑制肌肤老化的
保养品

所谓精华液，就是含有大量对肌肤有益的成分的肌肤保养品。如果每日都要进行肌肤保养，那么首先必须准备一瓶具有保湿效果的精华液。神经酰胺有很强的保湿效果，非常值得推荐。神经酰胺是一种天然存在于人体皮肤角质层的细胞间脂质。它具有能和水结合的性质，具有出色的锁水力。不溶于水的神经酰胺不太会被添加到化妆水中，因此可通过含少量油脂

相较于化妆水，
精华液更值得被重视

的精华液来补充。虽然肌肤内部会制造出神经酰胺，但随着年龄的增长，体内的神经酰胺会逐渐减少，所以需要通过外部补充。除了保湿效果外，精华液还有美白、抗老化等效果。请参考下页的表格，选择适合自己肌肤的产品。

一般来说，精华液的价格高于化妆水。不需要在所有项目的保养品上花很多钱，但是请务必选择品质较好的精华液，超出的预算可通过缩减化妆水或洁面皂的费用来弥补。

精华液的效果和成分

目 的	效 果	成 分
保湿	锁住水分，充分维持肌肤的水嫩润泽	·神经酰胺 ·玻尿酸 ·胶原蛋白 ·弹力蛋白 ·卵磷脂 等
美白	防止肌肤内部形成黑色素，并预防斑点出现	·熊果苷 ·鞣花酸 ·4-n-丁基间苯二酚 ·维生素 C 诱导体 ·德国洋甘菊精华 ·传明酸 等
抗老化	促进胶原蛋白增生，保护肌肤远离活性氧伤害，预防老化	·维生素 C 诱导体 ·烟酸（维生素 B_3） ·维生素 A（视黄醇） ·甘草精华 ·果酸（AHA）、水杨酸（BHA） ·各种多酚类 等

Point

**每个人的肌理各有千秋！
请先试用，确认使用感。**

从凝胶类型到乳霜类型，精华液的种类有很多。相较之下，对肌肤较温和的应属偏清爽的凝胶类型。另外，偏稠的凝胶中，含有大量的对肌肤刺激性强的增稠剂。

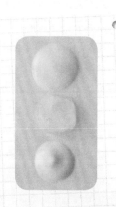

大范围地涂抹充足的化妆水和乳液,
但只在出现斑点或皱纹等令人在意的部位涂抹精华液

Essence
精华液

大范围地涂抹精华液,
才能预防斑点和皱纹出现

大量涂抹用来锁水的保湿精华液是其最基本的使用原则。如果用量太少会使效果打折,请不要舍不得,大胆地涂抹充足的精华液吧!涂抹时可以顺便按摩,让精华液和脸部肌肤融合。可利用重叠涂抹法对令人在意的干燥部位进行修护。以不揉搓的方式涂抹精华液,即使有黏腻感也不要去碰触,静待它渗进肌肤即可。

先在全脸涂抹充足的
保湿精华液

如果还要另外使用美白或抗老化等不同效果的精华液,可在涂抹完保湿精华液之后叠涂。这些精华液的使用重点是,不只涂抹在令人在意的出现斑点或皱纹的部位,而需要大范围涂抹。可以的话,涂抹全脸是最理想的。因为美白或抗老化专用的护肤品,原本就是用来"预防"的产品。既然它是诉求预防效果的产品,当然就有必要将其涂抹在全脸。

使用两种以上精华液时,请先涂抹偏水状的产品,再叠涂偏油状的产品。如果先涂抹油脂多的产品,那么之后涂抹的精华液便不容易渗进肌肤。

涂抹精华液的正确方式

首先，
挤出保湿
精华液。

抹上不同效果的
精华液

将美白或抗老化专
用的精华液，以在
意的部位为中心，
进行大范围涂抹。

取适量精华液在
手上

取适量精华液在手上。
量太少会使效果打折，
应多取一些。

涂抹两种以上
精华液时，
需先涂抹
偏水状的精
华液。

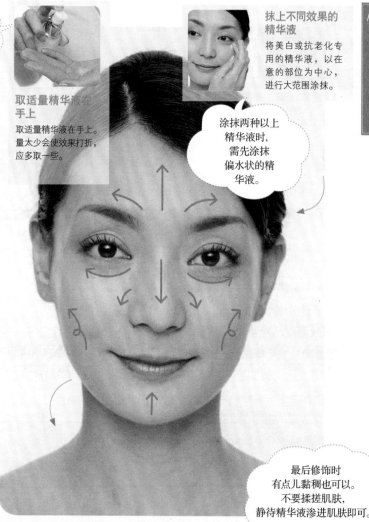

最后修饰时
有点儿黏稠也可以。
不要揉搓肌肤，
静待精华液渗进肌肤即可。

涂抹在全脸

❶ 脸颊

将手中的精华液涂
抹在脸上，以包裹
住脸颊的方式使精
华液和肌肤融合。

**❷ 眼睛和嘴
唇周围**

以中指和无名指
画小圆圈般涂抹。

❸ 额头

用手掌心轻轻按
压后，以中指和
无名指由下往上
涂抹。

❹ 鼻子

在鼻梁位置由上
往下涂抹。鼻翼
的部位也是同样
做法。

❺ 最后修饰

轻轻按压眼睛周
围和脸部线条，
让精华液和肌肤
融合。

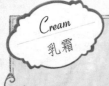

Cream
乳霜

乳液或乳霜
无法成为
锁住肌肤水分的"盖子"

乳液和乳霜都是用来补充肌肤油脂的保养品。曾听过"用化妆水补充水分后，要用乳液等产品在肌肤表面制造一层油膜，让水分锁在肌肤里"的说法，这是错误的，实际上水分还是会流失，其保湿效果并没有想象中那么好。维持肌肤水润的不是油脂，而是能够在肌肤内部锁住水分的神经酰胺等成分。因此，想使肌肤水润饱满，只要每日用化妆水和保湿精华液即可，并不需要再加油脂。

在眼睛或嘴唇周围
涂抹乳霜

对于乳霜等保养品中的油脂的作用，与其说是让肌肤保持水润，不如说是起润滑油的作用。眼睛和嘴唇周围的皮脂腺较少，动作比较剧烈，因此这些部位需要油脂。在保养时，可以只将乳霜涂抹在这些特定部位上。

另外，皮脂的分泌量自45岁以后会开始逐渐减少。当你感觉肌肤不再有光泽时，可以扩大涂抹乳霜的范围。虽然有清爽、不太黏稠的乳霜，但若为了补充油脂，最好选择较浓稠的乳霜。

涂抹乳霜的方式

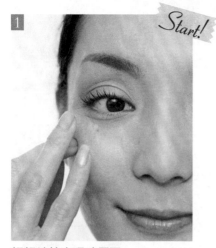

1 Start!

轻轻地抹在眼睛周围

抹化妆水和精华液之后，取少量乳霜在无名指上，轻轻地涂抹在眼睛周围。

当肌肤渐渐失去光泽

45岁以后皮脂分泌量会减少，因此我们必须根据需要在脸上薄薄地涂抹一层乳霜。先将乳霜抹在手掌心，再按U字部位、眼睛周围、嘴唇周围的顺序依次涂抹。T字部位通常不需要乳霜，想在T字部位涂抹乳霜的人，可薄薄地抹一点儿。

①U字部位
↓
②眼睛周围
↓
③嘴唇周围

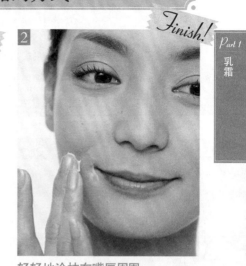

2 Finish!

轻轻地涂抹在嘴唇周围

取少量乳霜在中指上，轻轻地涂抹在嘴唇周围。注意不要大范围涂抹。

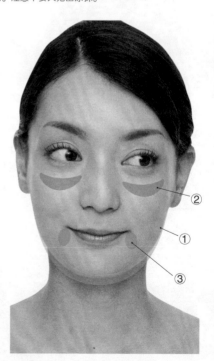

②
①
③

多得
出乎意料!

错误保养法

✕ **涂抹太过**
只在皮脂较少的部位涂抹乳霜，不然易引发面疱或造成脸部油亮。

✕ **用力揉搓**
揉搓或用力拉扯肌肤时的摩擦会损伤肌肤，导致斑点等问题出现。

各种保湿成分

为了保持肌肤水润，必须补充保湿成分。
由于种类差异、产品性质及对肌肤的效果不同，保湿成分也多有不同。

紧紧夹住水分的成分……保湿力最强

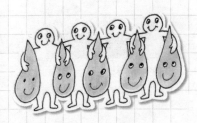

把水分如三明治般紧紧夹住。
吸入水分后，
即便周围的湿度下降，
水分也不会蒸发。

成分名称
· 神经酰胺
· 胆固醇羟基硬脂酸酯
· 卵磷脂　等

紧紧抱住水分的成分……保湿力中等程度

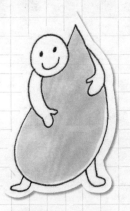

抱住并保持大量的水分。
以本来就存在于真皮（皮肤的
深层部位）中的成分为中心。

成分名称
· 胶原蛋白
· 玻尿酸
· 弹力蛋白
· 类肝素　等

吸收水分的成分……保湿力稍弱

吸收、结合水分。
当周围湿度下降时，
保湿效果就大打折扣。

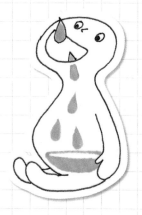

成分名称

· 天然保湿因子（NMF）
· 丙二醇（PG）
· 甘油
· 1, 3−丁二醇（1, 3−BG） 等

油脂……保湿力很弱

"利用油脂在肌肤表面
形成薄膜来锁住水分"
的方法，保湿效果不强。

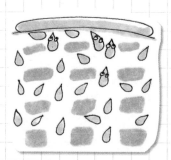

成分名称

· 矿物油（Mineral Oil）
· 植物油（荷荷巴油、橄榄油等）
· 动物油（角鲨烯油）
· 液体石蜡（白蜡油）   等

每周用一次含大量化妆水的片状面膜，
可让肌肤持续水润

Facial Mask
面膜

水分不足的肌肤，
就算敷了片状面膜，
也不会持久水润

使用含有大量化妆水的片状或棉布
（包括不织布或化妆棉）式面膜，是针对
肌肤干燥问题极受欢迎的保养方法之一。
的确，敷了这样的面膜后会感觉肌肤湿
润，但化妆水的成分中绝大部分是水，渗
进肌肤的水分只要过了一段时间就会蒸
发，因此敷这种面膜无法真正改善肌肤干

最好选择能密封住
肌肤的保湿面膜

燥。若要改善肌肤干燥，首先应在早晚保
养时使用含有保湿成分的精华液，这才是最基本的做法，因为补充能够把水分锁
在肌肤内部的成分是很重要的。

　　如果想让肌肤立即变得水润而使用面膜时，建议你选择敷在脸上后会变硬且
需要冲洗的面膜。将片状或棉布式面膜敷在脸上时，水分会从其表面蒸发掉，相
较之下，会变硬的面膜可以彻底抑止水分从肌肤表面蒸发掉，因此水分能够渐渐
地渗透到角质层的深处。不妨在肌肤干燥或难以上妆的时候，于基本保养措施上
再增加敷保湿面膜吧！

在意肌肤干燥时的特殊保养

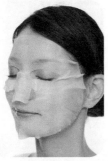

片状面膜的效果……

· 水分会从片状面膜或化妆棉的表面
  蒸发

· 化妆水的成分中绝大部分是水，能
  把水分锁在肌肤内的保湿成分很少

在干燥的季节，
建议
每周使用2次
保湿面膜。

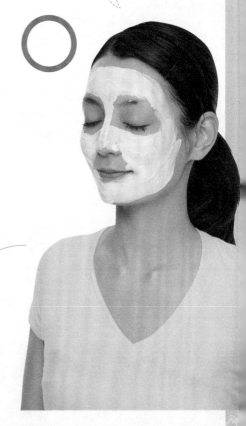

密封肌肤的面膜会使水
分增加

保湿面膜，以敷在脸上后会变硬
的类型为佳。借由密封肌肤，让
水分渗到肌肤深处。

Column

提升抗老化效果的
护肤时间表

为了拥有健康、美丽的肌肤，每日的保养非常重要！
除了每日的保养外，每周再增加 1 ~ 2 次特殊护理，
拥有美丽肌肤将不再只是梦想！

❶ 卸妆
擦了粉底的日子基本上都要卸妆。请选用乳霜类型等对肌肤
刺激性较弱的卸妆品。

每日的保养

❷ 洗脸
选用可彻底清除皮脂、具有适当洗净力的洁面品。迅速地揉
搓出如约一颗鸡蛋大小的泡沫，从 T 字部位开始清洁。

❸ 化妆水
选用添加了维生素 C 诱导体等成分的产品，可以提升抗老化
的效果。

❹ 精华液
选用含有保湿成分的产品，涂抹全脸，甚至可再抹上具有美
白或抗老化效果的产品。

❺ 乳霜
在眼睛周围和嘴唇周围等部位抹上少量乳霜以补充油脂。

❻ 粉底
最好选用不会对肌肤造成负担又具有防晒效果的粉状粉底。

到海边或山上游玩时，
只要涂抹上一层粉底就
可以了。

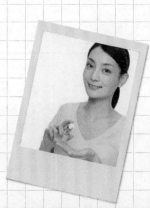

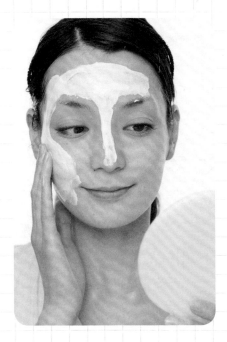

每周2次的保养

❶ 面膜

在容易干燥的冬天，用保湿面膜好好保养。最好挑选敷在脸上后会变硬且需要冲洗的类型。

❷ 去角质

洗脸时顺便做一下去角质，这样不仅可以促进肌肤再生，而且有助于改善肌肤老化。

每周1次的保养

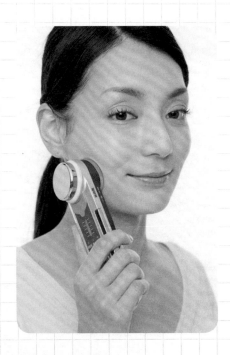

❶ 离子导入维生素C

使用有添加维生素C诱导体的化妆水，再配合离子导入器，可以大大促进化妆水渗进肌肤。

❷ 超声波按摩

超声波式按摩器可以改善肌肤的血液循环，提升肌肤的紧致程度，也有助于预防皱纹的出现。

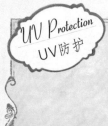
UV Protection
UV防护

即使在严冬，
肌肤也会
因紫外线逐渐老化

肌肤持续老化的原因之一，是来自太阳光的紫外线（UV）。紫外线可依照其波长长度分为UVA、UVB、UVC三种，而能传送到地面上的是UVA和UVB。其中，会使肌肤变红、有刺痛感，并形成所谓"晒斑（Sunburn）"的是UVB。而UVA能照射到肌肤深处，是肌肤老化的主要原因。一旦被紫外线照射，肌肤内部就会为了保护肌肤，而在内部制造出黑色

紫外线造成的损伤
会逐渐累积在肌肤内

素，使肌肤的颜色变深。如果紫外线持续照射肌肤，肌肤本身的构造就会发生改变，斑点就会出现。另外，照射到肌肤深处的紫外线会破坏胶原蛋白，导致皱纹出现。

紫外线不会带来热度，肉眼也看不见，所以我们无法感知已经照射了多少紫外线。而且紫外线引起的损伤会持续累积，即便只是短时间处在紫外线的环境下，肌肤也会受到影响，且损伤会持续累积而变严重。紫外线最强烈的季节是春季到夏季，而且紫外线是在无论什么季节或天气，都会传达到地面上的电磁波。为了保护肌肤，整年都做好紫外线防护是很重要的。

紫外线的特征

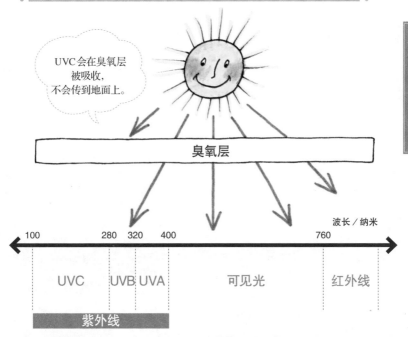

UVC 会在臭氧层被吸收，不会传到地面上。

臭氧层

波长／纳米

100   280 320   400   760

UVC   UVB UVA   可见光   红外线

紫外线

会被反射、散射

紫外线会被地面反射、被空气散射，所以即便是在阴天，我们也无法完全避开紫外线。

可穿过云层和玻璃

UVA 可穿过云层和玻璃，因此就算是在天气不佳的日子或者待在室内，我们仍会受到紫外线的影响。

即使仅照射较短时间也会造成伤害

紫外线造成的伤害会持续累积。肌肤老化和长期被照射的紫外线总量息息相关。

不会感到刺眼或热

UVA 是肉眼看不到的，直接照射在肌肤上也不会让人感觉到热度，所以我们无法意识到自己已暴露在其中。

标识在防晒品上的SPF和PA是什么?

什么是PA?

以三个等级表示防UVA的能力。用"+"的数量表示,"+"的数量越多代表防御效果越好。

PA 的意思

+: 稍微有效
++: 有效
+++: 非常有效

什么是SPF?

以2~50的数值表示防UVB的能力。它表示和肌肤未涂抹任何物质时相比,能预防晒伤的时间倍率。数值越大代表防御效果越好,超过SPF50的产品会标识为"SPF50+"。

涂抹SPF15的防晒品

当肌肤表面未涂抹任何物质时,一般肤质的人在盛夏艳阳下约20分钟就会被晒伤。

⬇

涂抹SPF15的防晒品。

⬇

引起晒伤的时间延长至原来的15倍。
20分钟×15 = 5小时

UVB

能量很强,但不会到达肌肤的真皮深处。

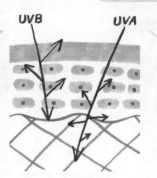

UVA

会对肌肤深处造成伤害。

Point

需要比平常更注重防紫外线

夏季到海边或山上游玩,冬季前往滑雪场等地时,请务必使用防紫外线能力强的高系数防晒品。户外出游时的防晒品最好是SPF30以上或PA+++的产品。若因汗或水造成肌肤上的防晒品脱落或流失时,请立刻重新补充。不过,高数值的防晒品对肌肤的负担很重。脸部先大致抹一些防晒品,然后抹上粉底,就是最佳做法。以衣物遮蔽身体也是一个妙招。此外,生理期前期也要注意。因为激素的影响,这个时期身体对紫外线格外敏感,所以千万要做好紫外线防护。

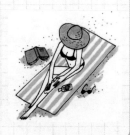

防晒品的挑选方式

选择效果适中的产品

SPF & PA

多数人会认为SPF数值越高的防晒品越令人放心，但实际上数值越高的产品对肌肤的负担也越重。防晒时，最好同时搭配粉底、帽子、衣物等。

"非化学品"较令人放心

成 分

具有防紫外线效果的成分中，"紫外线吸收剂"比较容易让肌肤出现红疹等症状。建议敏感性肌肤的人，最好选用有标识"不使用紫外线吸收剂"或"非化学品"的产品。

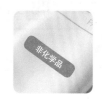

选择对肌肤温和的产品

类 型

化妆水或凝胶等清爽产品的成分中，大多是紫外线吸收剂，容易对肌肤造成负担。有标识"非化学品"的乳液或乳霜等类型的产品，比较不会让肌肤出现红疹等症状。

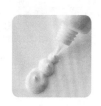

---

point 具有防紫外线效果的成分

具有防紫外线效果的成分大致可分成2种。

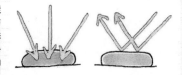

紫外线吸收剂

它是能吸收照射到肌肤上的紫外线，再将其转换为热能的化学物质。它能自然地与肌肤融合，因此也经常被添加到底妆化妆品内。和紫外线散射剂相比，它对肌肤的刺激性较强。

紫外线散射剂

它能利用金属氧化物或粉末状的黏土物质等在肌肤上制造出一层膜，然后会像镜子一样把紫外线反射出去。它对肌肤的刺激性较弱，会使肌肤变白，也可能使肌肤干燥。

使用了高数值的SPF防晒品，
所以紫外线防护已经完美无敌了

UV Protection
UV防护

若没有抹上
适量的防晒品，
则不会有好的防晒效果

SPF的数值，是通过对每平方厘米的肌肤涂抹2毫克的防晒品所做的测试得到的结果。涂抹全脸的话，防晒品一次的使用量约为1元硬币大小。然而，大多数女性实际上都只用到上述量的1/4~1/2。如果涂抹的量太少，防晒效果便只有原先的1/10，甚至是1/20。但是若抹上厚厚的防晒品，则可能出现黏腻感或妆感不自然的情形。而且若使用的是含紫外线吸收剂的防晒品，则它对肌肤的负担会比较重。

日常生活中可用粉状粉底
来防紫外线

在保护肌肤的前提下，不妨使用粉底来防紫外线。粉状粉底和蜜粉具有和紫外线散射剂相同的作用。若与防晒品相比，它们比较不会对肌肤造成负担，能够温和地防紫外线。对脸部进行UV防护时，只要抹上粉状粉底就足够了。即使是没有特别标识具有防紫外线效果的粉状粉底也没问题。只要确实涂抹了一层粉状粉底，就能防紫外线。

UV防护的基本做法

日常防护

在休闲等情境下
同时并用防晒品

1

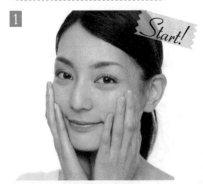

Start!

抹上化妆水和精华液

抹上化妆水和精华液，再在干燥部位抹上乳霜。只要做好保湿，不上底妆也没关系。

1

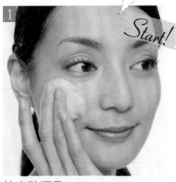

Start!

抹上防晒品

抹上化妆水、精华液、乳霜之后，在全脸抹上防晒品。特别是容易出现斑点的颧骨部位，要重复涂抹几层。

2

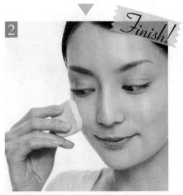

Finish!

抹上粉状粉底或蜜粉

待精华液等保湿产品和肌肤融合后，再抹上粉状粉底或蜜粉。不抹防晒品也没关系。

2

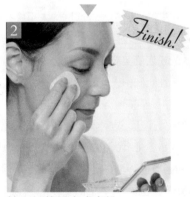

Finish!

抹上粉状粉底或蜜粉

抹上粉状粉底或蜜粉。对于肌肤较脆弱的人，不必勉强抹上防晒品，仅涂抹一层粉底也可以。

频繁且仔细地补妆

为了防紫外线，必须频繁且仔细地补妆。用吸油面纸轻轻按压肌肤以去除皮脂，然后抹上蜜粉。

使用液状粉底（粉底液）来对付干性肌肤

Foundation
粉底

"对付干性肌肤就用液状粉底"是错误的，会导致肌肤干燥

有些人认为干性肌肤的人用液状或乳霜状的粉底较佳，其实不然。液状或乳霜状的粉底确实能与肌肤融合得很好，即使是干性肌肤的人，涂抹后也一样会感觉湿润，但是实际上它会对肌肤造成负担，需要格外注意。这种类型的粉底，是用添加了颜料（带有颜色的粉末）乳液状产品制成的。它最大的问题在于为了避免颜料分离而大量添加了乳化剂（表面活性剂）。而且液状或乳霜状的粉底因含有水分而容易腐化，需要添加防腐剂。一旦添加物增多，这类粉底便容易导致肌肤干涩、粗糙或龟裂等。

正因为感觉干燥
才更应该使用粉状粉底

若考虑对肌肤的刺激性，粉状粉底比较适合。它本身不含水分，这类粉底没有乳化的必要，因此防腐剂的使用量相应较少。肌肤干燥且容易浮粉的人，可以先用精华液彻底保湿，然后抹上薄薄一层乳霜，仔细地做好基础护理，静待10分钟左右后再抹上粉状粉底。

粉底的种类与特征

种类	特征
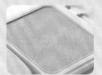 **粉状粉底（粉饼）**	利用硅胶等凝结颜料的类型。与液状粉底和乳霜状粉底相比，粉状粉底中的添加物较少
 液状粉底（粉底液）	乳液状的基底材料混合颜料的类型。遮瑕力强、延展性好，但容易对肌肤造成负担，若每天使用可能会导致肌肤干涩
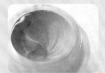 **乳霜状粉底（粉底乳）**	乳霜状的基底材料混合颜料的类型。油脂含量多，所以涂抹时会让人有滋润感，却容易阻塞毛孔或刺激肌肤
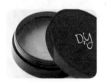 **膏状粉底**	除颜料以外还添加了油脂（不是添加水分）的类型，所以涂抹时会让人有滋润感。由于它不含水分，其中的添加物比较少。适合使用粉状粉底时会浮粉的人

创造滋润的基底来防止浮粉

洗脸后，抹上化妆水和保湿精华液。当肌肤出现干燥症状时，可在全脸抹上薄薄一层乳霜。静待约10分钟让乳霜与肌肤融合，然后再抹上粉状粉底。

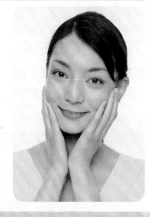

我的肌肤很敏感，
所以使用无添加、天然的化妆品

Ingredients
护肤品的成分

就算有"无添加"或"天然"等标识的护肤品也不见得对肌肤温和

标识"无添加"或"天然"的化妆品，会给人一种对肌肤温和的印象。若是食品，的确是越接近自然的对身体越好。但对于护肤品来说，反而是越天然的成分越容易导致肌肤出现红疹等症状。植物精华是护肤品内的天然成分代表，但它是由数不尽的各类成分组成的，当中只要有一种成分不适合肌肤，就可能会引起过敏反应。也就是说，天然的成分越复杂，引起肌肤问题的概率相对就越高。

越接近天然的成分
越容易导致肌肤出现红疹
等症状

另外，也有"无添加化妆品"或"无添加护肤品"这种标识。然而，"无添加"的定义，却视制造商而异。将未添加防腐剂和香料的产品称为无添加的产品的制造商似乎很多，但化妆品和护肤品原本就是以不易腐坏的化学物质为主要成分的，因此有许多产品本来就能够不使用防腐剂。而且其中还有些产品不含防腐剂或香料，却添加了大量的表面活性剂等刺激性强的成分。

挑选对肌肤温和的保养品的要点

天然成分容易引发过敏

从植物中萃取的精华成分非常复杂。内含的成分种类越多，其引发过敏的概率就越高。

选择标识成分较少的产品

产品中的成分越少，其引发肌肤问题的概率就越低。一般来说，标识的成分种类越少，其对肌肤就越温和。

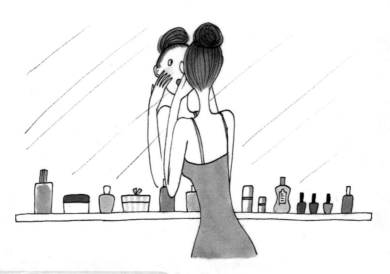

需注意的成分

若添加的量太多会导致肌肤干涩或龟裂

表面活性剂※

能使油脂和水分混合的成分。通常添加在油性或液状卸妆品，或水分多的粉底等中。

高分子聚合物

大多添加在口红或硬凝胶状的护肤品中。

※ 标榜不添加表面活性剂的护肤品中，反而有刺激性极强的成分。

"无添加＝放心"的观念是不准确的

是否未添加任何成分，视各制造商而异。另外，也有某些成分具备防腐剂的作用却不需标识为"防腐剂"。因此，反而要注意"不使用XX"等标识。

也要注意香料、色素、防腐剂以外的成分

不含香料、色素、防腐剂等成分的护肤品通常被称为"无添加护肤品（或无添加保养品）"，但实际上其中添加的表面活性剂反而更容易导致肌肤干涩或龟裂。

确认你的肌肤类型

每个人的肤质是不同的。为了维持肌肤美丽，
挑选适合自己肌肤的保养方式是很重要的。
首先，来挑战肌肤类型的测验吧！

 早晨洗脸前，触摸 U 字部位的肌肤。

同时有
干涩与黏腻的
感觉

混合性肌肤

没有干燥的感觉，
整个U字部位
都有皮脂浮出的感觉

油性肌肤

没有特别干涩
或黏腻的感觉

中性肌肤

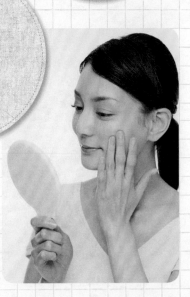

整个U字部位都很干燥，
肌肤有紧绷感

干性肌肤

各种肌肤类型的保养要点

肌肤类型可依皮脂量和水分的含量分成四类。

中性肌肤

水分多、皮脂少

肌肤具备原本的保湿力，属于不易出现问题的肌肤。需对肌肤进行刺激性较弱的保养。

油性肌肤

皮脂多

洗脸时，需彻底清洁皮脂，直到肌肤清爽与有弹性。洗脸后，需使用油脂含量少的精华液以充分保湿。

干性肌肤

水分少、皮脂少

需使用含保湿成分的精华液来提升肌肤的保湿力，并在较干燥的部位使用乳霜以补充油脂。

混合性肌肤

皮脂多、水分少

彻底清洁、充分保湿。需挑选含有神经酰胺等高保湿效果的精华液。

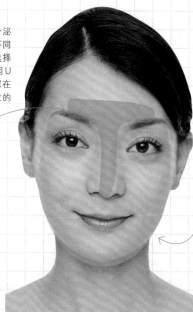

（图中：多　中性肌肤　油性肌肤　少　皮脂　多　干性肌肤　水分　混合性肌肤　少）

肌肤类型
由U字部位决定

T字部位和U字部位的皮脂分泌量不同，所以这两处的肤质不同是正常的。要依照哪个部位选择肌肤保养品经常令人困惑。因U字部位的肌肤比较幼嫩，所以在挑选护肤品时请依据U字部位的肌肤类型。

T字部位

皮脂分泌较多的部位。油性肌肤和混合性肌肤的人可能有泛油光的情形。洗脸后仍感觉T字部位黏腻的人，可以再洗一次。

U字部位

皮脂分泌较少、肤质比较幼嫩的部位，需仔细做足保湿等保养。决定肌肤保养的方法以及挑选保养品时，皆可以依据U字部位的肌肤类型。

每日的肌肤保养

**下面有 10 个关于肌肤保养的问题，
正确的请画○，错误的请画 X。**

- [ ] 1. 可在卸妆时顺便按摩以提升肌肤弹性。
- [ ] 2. 油性卸妆品能将毛孔中的污垢一并清除。
- [ ] 3. 可挑选含保湿成分的洁面品来防止肌肤干燥。
- [ ] 4. 虽然皱纹还不明显，但可使用预防皱纹的专用精华液来涂抹全脸。
- [ ] 5. 抹化妆水时，可用手轻拍或轻推来提拉肌肤。
- [ ] 6. 曾听说夏季肌肤也会干燥，所以保湿精华液是必备保养品。
- [ ] 7. 可在全脸涂抹乳霜来保持肌肤水润。
- [ ] 8. 因为不喜欢化妆，所以外出时只稍微抹一些防晒品就行了。
- [ ] 9. 担心斑点问题，所以使用美白系列的化妆水。
- [ ] 10. 对于干性肌肤，为了肌肤保湿，最好选用液状粉底。

答案 & 解说

1. X 卸妆品对肌肤的刺激性强，最好能尽快完成卸妆动作。 2. X 卸妆品不能清除毛孔中的污垢。 3. X 洁面品的成分在冲洗时会随着水一起被冲掉，因此其保湿效果不明显。 4. ○ 用护肤品进行保养时，需知道预防更胜于改善已有的症状。 5. X 轻拍或轻推并没有提拉肌肤的效果，轻拍太过反而会导致脸部出现斑点或红血丝。 6. ○ 夏季肌肤中的水分也一样会流失。 7. X 乳霜无法成为肌肤的屏障，保湿需依靠精华液。 8. X 若只使用防晒品，必须涂抹得非常厚，否则无法预防紫外线损伤。 9. X 即使是美白系列的化妆水，也可能几乎没有美白成分，请仔细确认成分。 10. X 改善干性肌肤，最好使用对肌肤刺激性较弱的粉状粉底。

Part **2**

该不会是在虐待肌肤吧?

关于肌肤保养的
各种恼人问题

长斑点、长皱纹、肌肤松弛、毛孔粗大……
随着年龄的增长,关于肌肤的恼人问题越来越多。
通过肌肤保养,
让老化彻底止步!

来自问卷调查

告诉我你肌肤方面的
恼人问题

Q 是否有让你特别在意的肌肤问题?

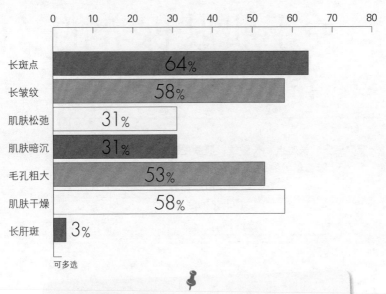

| | 0 | 10 | 20 | 30 | 40 | 50 | 60 | 70 | 80 |

- 长斑点 **64**%
- 长皱纹 **58**%
- 肌肤松弛 **31**%
- 肌肤暗沉 **31**%
- 毛孔粗大 **53**%
- 肌肤干燥 **58**%
- 长肝斑 **3**%

可多选

吉木老师的小叮咛

困扰女性的肌肤问题,莫过于长斑点、长皱纹、肌肤干燥等。其中长斑点和肌肤干燥是可以通过自我保养来预防的。请重新检视你每日的保养吧!

为改善肌肤状态，你都做了些什么?

半身浴

使用
美颜器

使用
抗老化专用的
基础保养品

按摩

早上只用
温水洗脸

敷片状
面膜

以化妆水和
蒸脸机保湿

通过运动
活动身体

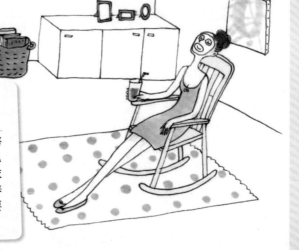

吉木老师的小叮咛

你也许为了肌肤做过许多努力。但是，你是否想过自己所做的保养在医学上有何依据呢? 有些人因错误的保养方法而损伤了肌肤，必须要多注意!

2011年4月，日本主妇之友社对36位20岁~49岁女性所进行的问卷调查的结果。

肌肤老化是这样进行的

随着年龄的增长，长斑点、长皱纹等肌肤问题会逐渐显现。
为了改善肌肤状态，必须正确认识肌肤的构造，
并持续进行有医学依据的肌肤保养方法。

肌肤的构造

肌肤代谢周期
表皮细胞经约28天转变为角质细胞，然后成为污垢被剥落的循环过程。

细胞间脂质（神经酰胺等）
存在于角质细胞之间。可和水结合，锁住肌肤水分，也会联结角质细胞，保护肌肤免受刺激。

角质细胞
死亡的表皮细胞。

角质层
表皮的最外侧。脸部的角质细胞堆叠约8层，身体上的堆叠约20层。

表皮细胞
在基底层生成，往上推进到肌肤表面需约28天。

基底层
表皮和真皮交界的部位。会制造出表皮细胞。

表皮
表皮细胞以排列方式缓慢地往上推进。脸部的表皮厚度约0.2毫米。

胶原蛋白
占真皮约70%的纤维状蛋白质。能维持肌肤紧致。

真皮
表皮下方的部位。张开胶原蛋白的网络，借以维持肌肤弹力。

弹力蛋白
如橡皮筋般具有弹力的纤维。能在各处支撑住胶原蛋白。

纤维母细胞
制造出胶原蛋白、弹力蛋白、玻尿酸的细胞。

玻尿酸
充塞在胶原蛋白和弹力蛋白缝隙间的果冻状物质。

肌肤老化的原因

长斑点＆肌肤暗沉 ➡ 肌肤代谢周期太长

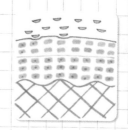

肌肤代谢周期会随年龄的增长而逐渐延长，20岁左右时大约是28天，40岁之后则是40天左右。一旦肌肤代谢周期变长，斑点就不容易消失，且角质层会变厚，从而导致肌肤暗沉。

肌肤干燥 ➡ 神经酰胺减少

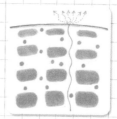

具有优异保湿效果的神经酰胺是占据角质细胞间脂质约40%的成分。神经酰胺的生成量会随年龄的增长而减少，因此肌肤会失去水分，容易出现暗沉、僵硬、干涩或龟裂等问题。

长斑点 ➡ 表皮肥厚等

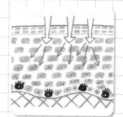

反复照射紫外线会造成表皮增厚，且黑色素细胞会因此活跃、增加，从而导致斑点出现。

长皱纹＆肌肤松弛 ➡ 胶原蛋白变异及减少

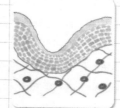

胶原蛋白是由纤维母细胞制造的，且老化之后会自动分解。40岁以后，胶原蛋白的生成量大减，加上紫外线和糖化的影响，胶原蛋白出现变异，这也是皱纹出现和肌肤松弛的原因。

感觉肌肤干燥的时候，
可频繁地用水喷雾来补充水分

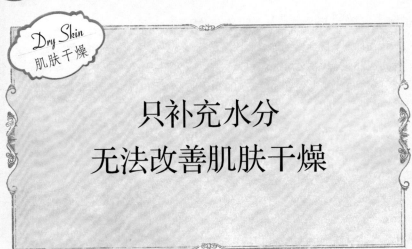

Dry Skin
肌肤干燥

只补充水分
无法改善肌肤干燥

感觉肌肤干燥时，有些人会喷化妆水或矿泉水，但这种做法对干性肌肤来说并不是好方法。干性肌肤真正需要的不是水分，而是保湿成分。虽然喷水后肌肤能够立即变得水润，但一段时间后，水分便会自动蒸发掉。与此同时，肌肤的水润感会一并被夺去，肌肤干燥的症状可能会更加严重。虽然某些化妆水中也会添加保湿成

干性肌肤真正需要的
是保湿成分

分，但相对于几乎全为水的化妆水来说，保湿成分的量只有一点点。作为特殊护理时使用且极受欢迎的蒸气美颜器也是如此。由于水蒸气不含保湿成分，它的保湿作用只不过是暂时性的，无法真正解决干性肌肤的根本问题。

对干性肌肤真正有益的方式是利用精华液补充神经酰胺等保湿成分。若护肤品中有真正的神经酰胺（Ceramide），是有"Ceramide 2"或"Ceramide 3"等标识的。请不厌其烦地仔细确认护肤品的成分标识。神经酰胺是价位比较高的原料，所以低价位的护肤品内可能只添加了非常微小的量。

关于肌肤干燥的对策的○与✕

○

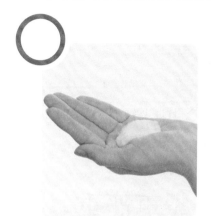

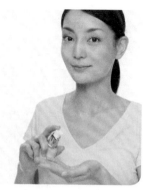

使用对肌肤温和的卸妆品

干性肌肤形成的原因有很多，其中对肌肤的刺激极其强烈的是卸妆。使用油性（如卸妆油）或液状（如卸妆水）卸妆品的人请立即重新检视。

抹上含有神经酰胺的精华液

若护肤品中有真正的神经酰胺，是有"Ceramide 2"或"Ceramide 3"等标识的。它不溶于水，因此通常不会将它添加到化妆水中，而添加到精华液或乳霜中。

✕

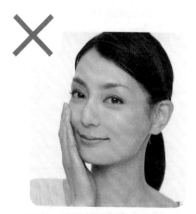

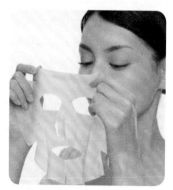

重复涂抹化妆水来增加湿润感

化妆水中的成分大多数是水。如果肌肤内的保湿成分不足，水分即使渗入肌肤也不会停留在内部，所以就算你抹了很多化妆水，水分也会随着时间通通蒸发掉。

敷片状面膜来补充水分

就算利用浸了化妆水的化妆棉或片状面膜来补充水分，只要肌肤内能锁住水分的保湿成分不足，不久后水分仍会蒸发掉。

肌肤干燥、粗糙或龟裂严重时只擦化妆水

Dry Skin
肌肤干燥

只用化妆水会使肌肤更干燥，从而导致肌肤干涩或龟裂更严重

　　肌肤干燥、粗糙或龟裂时，只用化妆水保养的人非常多。但若仅仅如此，非但达不到保湿效果，反而可能使肌肤更加干燥。感觉肌肤干涩时，使用含保湿成分的精华液来提高保湿力才是基本做法。不过，肌肤如果处于连碰到水都会有刺痛感的敏感状态，就需要紧急补救。这时，不妨只抹上对肌肤温和又具有保护肌肤等作用的乳霜或凡士林。进行肌肤的修护保养时，可连续几日在洗脸后只涂抹乳霜或凡士林，待肌肤恢复后，再进行以往以精华液为主的日常保养。

肌肤粗糙时可利用化妆来防紫外线

　　因肌肤干涩而不化妆是不对的。防紫外线是每天必做的工作，任何一天都不能松懈。请务必抹上粉状粉底或蜜粉。可以在抹上乳霜或凡士林后静待约10分钟，让肌肤与护肤品融合，然后抹上粉状粉底或蜜粉。卸妆对肌肤的负担较重，所以这时候可选择只使用肥皂便能轻松洗净粉底来降低卸妆的复杂度。

肌肤干涩时的底妆

1 *Start!*

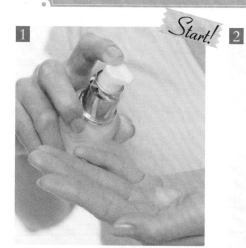

抹上精华液或乳霜作基底

洗脸后在全脸抹上精华液或乳霜。肌肤干涩、粗糙或龟裂严重时，可以只抹乳霜或凡士林。

2 *Finish!*

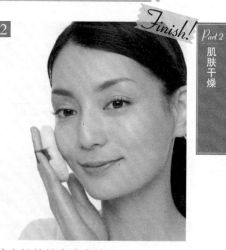

抹上粉状粉底或蜜粉

抹上粉状粉底（粉饼）或蜜粉来遮挡紫外线。也可选择敏感肌肤专用的产品。

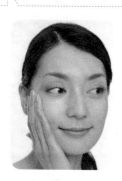

不使用防晒品

防晒品的刺激性强，当肌肤干涩时请勿使用防晒品。粉状粉底和蜜粉都有阻隔紫外线的作用，防紫外线时只要有它们就足够了。

Point

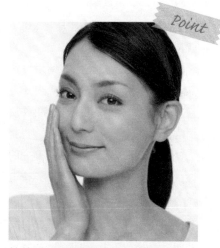

补妆时可利用精华液来保湿

白天若感觉有浮粉现象时，可直接在妆容上涂抹精华液以保湿。不要揉搓肌肤，以轻轻按压肌肤的方式涂抹。

Blemishes
斑点

大多数斑点都是
老人斑。必须依照
斑点种类进行正确保养

斑点主要分六种。不知是否受广告的影响，认为"斑点=肝斑"的人似乎很多，但女性在意的斑点大多是老人斑。这种就是日晒导致的斑点。

开始在意斑点后便立即使用美白护肤品的人非常多，但美白护肤品并不是对任何斑点都有效果。美白护肤品的作用在于"防止黑色素在皮肤中产生"。也就是

美白保养
需从斑点形成前开始

说，预防之后可能出现的斑点才是它的主要作用。它并不是能够把已出现的斑点像漂白剂般漂白的产品。不明白这个道理而不顾一切持续使用美白护肤品，最后也不会得到期望的效果。尤其是主要的斑点问题——老人斑，它的出现并不只是由皮肤中的黑色素增加所致，还由皮肤构造发生变化所致。因此，即使使用美白护肤品，已出现的老人斑也不太会变淡，需要借由激光治疗等方式连同皮肤构造一并治疗才行。要使用美白护肤品来消除斑点前，请先了解并记得它的主要功效是预防。不仅仅只保养已出现斑点的部位，只要你每天将美白护肤品用于全脸，5年或10年后，你的肌肤必定会有明显变化。

美白护肤品用法的〇与╳

〇

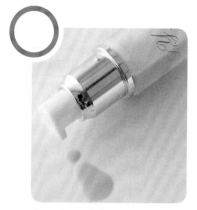

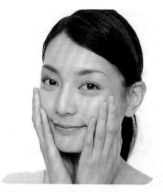

每天涂抹全脸

为了预防斑点的出现，每天涂抹全脸是很重要的。比起偶尔使用的面膜，精华液或乳霜产品更合适。

用于全脸来预防斑点的出现

美白护肤品能抑制黑色素的生成，预防斑点的出现。最好能尽早开始使用，整年度持续保养。

╳

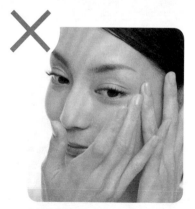

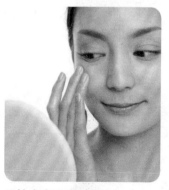

揉搓、推拉肌肤

希望美白护肤品被肌肤吸收而出现自然效果会用力揉搓、推拉肌肤，但是具有刺激性的美白护肤品很多，最好以轻轻按压肌肤的方式涂抹。

只抹在有斑点的部位

美白护肤品主要用来预防斑点的出现，所以只将它抹在有斑点的部位并不能消除斑点，尤其是老人斑，想消除颇有难度。

斑点的种类与特征

名　称	特　征	有效的保养
 老人斑（日光性斑痣）	最常见的斑点。从颧骨较高的部位开始出现直径数毫米到数厘米的斑点。主要是由紫外线引起的损伤	如果斑点尚处于极早期那种依稀可见的程度，使用美白护肤品或去角质会有效果。若斑点的边界已清晰可见，要消除这种明显的斑点则需要依靠激光治疗
 脂溢性角化症	多为老人斑病变而来的疣状物。仔细观看可发现其表面有颗粒般突起	由皮肤构造发生变化所致，一般美白护肤品的成分对其消除不会有帮助。除了激光疗法外，液态氮冷冻疗法也很有效
 雀卵斑（雀斑）	从十几岁开始出现的遗传性斑点。以鼻根部位为中心往全脸扩散的小斑点。这类斑点都不是圆形的，而是三角形或四边形的	对于这种斑点，美白护肤品都不怎么有效。虽然激光疗法有效，但治疗后这种斑点仍可能复发

名　称	特　征	有效的保养
 色素沉淀	面疱、伤痕或昆虫叮咬等在肌肤表面留下的斑点痕迹，可能会很快消失，也可能要2~3年才消失	最能立即见效的是去角质。使用美白护肤品也很有效
 肝斑	在颧骨部位以左右对称的状态出现，呈淡棕色或灰色。不呈点状，而呈大范围扩散状。女性体内激素平衡与否会影响它的形成	咨询医生后服用某些会使肝斑变淡的药物。它不适合用激光治疗，但使用美白护肤品和去角质都有帮助
 花瓣状色素斑	日晒后出现在肩膀到背部的斑点。这种斑点皆独立存在，细看似小花瓣。也可能在日晒后历经多年才出现	可利用激光消除。美白护肤品对这类斑点不太有效

开始在意斑点问题，
所以把化妆水换成了美白产品

Blemishes
斑点

挑选美白护肤品时，
请先确认成分

美白护肤品的选择要点是产品内必须有美白成分。所谓的美白成分，是能抑制肌肤中黑色素生成的成分。购买美白产品时务必先确认其中是否有美白成分。有些人会只凭名称或外包装选择类似美白的护肤品，然而标着"白皙"等看似颇有美白效果的产品可能实际上不含任何美白成分。因此，购买美白护肤品时，不妨先确认其中是否有美白成分。

应对斑点问题时可使用
含美白成分的护肤品

斑点的罪魁祸首、黑色素的生成方式

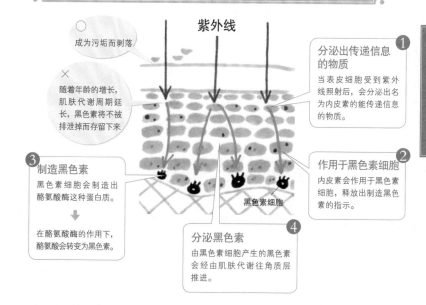

紫外线

成为污垢而剥落

× 随着年龄的增长，肌肤代谢周期延长，黑色素将不被排泄掉而存留下来

3 制造黑色素
黑色素细胞会制造出酪氨酸酶这种蛋白质。
↓
在酪氨酸酶的作用下，酪氨酸会转变为黑色素。

① 分泌出传递信息的物质
当表皮细胞受到紫外线照射后，会分泌出名为内皮素的能传递信息的物质。

② 作用于黑色素细胞
内皮素会作用于黑色素细胞，释放出制造黑色素的指示。

黑色素细胞

④ 分泌黑色素
由黑色素细胞产生的黑色素会经由肌肤代谢往角质层推进。

具有代表性的美白成分

成分的适合与否因人而异，请先在自己的肌肤上试用。

成分名称	主要作用
· 德国洋甘菊精华 · t–环氨基酸衍生物（t–AMCHA） · 传明酸	阻碍内皮素在黑色素细胞中发挥作用
· 鞣花酸 · 熊果素 · 4–n–丁基间苯二酚（间苯二酚诱导体） · 维生素C诱导体 · 胎盘提取物 · 亚麻油酸 · 传明酸 · 油溶性甘草精华（光甘草定） · 对苯二酚 · 厚朴木酚素（Magnolignan）	抑制酪氨酸酶的作用，或减少黑色素的生成
· 4–甲氧基水杨酸钾盐 　（4MSK） · 腺苷一磷酸（AMP）	缩短肌肤代谢周期，促进黑色素排泄

给总是这样做的你

很在意肌肤暗沉，所以使用美白护肤品

Dullness
暗沉

肌肤暗沉的主要原因在于囤积的老旧角质。请先用去角质产品进行护理

和任何人看到并能轻易识别的斑点与皱纹等不同，"总觉得脸上没什么光泽"的肌肤暗沉却是极主观的症状。肌肤呈何种状态会让人感觉暗沉是因人而异的。肌肤暗沉的原因也是五花八门的，但是皮肤科学所说的肌肤暗沉由角质层变厚所致。

20岁之前，肌肤代谢周期约28天。只要肌肤代谢周期正常，新的表皮细胞就会不断地从肌肤深处逐渐往上推进，而老旧的角质细胞便会因推挤而剥落。但是，一旦肌肤代谢周期随着年龄的增长而延长，老旧的角质细胞就会囤积在肌肤表面，使肌肤看起来暗沉。

对这种肌肤暗沉现象有帮助的保养方式是利用酸的作用来清除老旧角质，即去角质。首先，可以使用操作简单方便的去角质护肤品在家里去角质，以每周1~2次的频率进行，这样能够促进肌肤代谢，并且能使肌肤呈透明，肌肤弹性得到提升。若在家里去角质后仍无法改善，则肌肤暗沉可能由老旧角质以外的因素所致，请向美容皮肤科医生咨询专业意见。

去角质
能促进肌肤代谢

在家里去角质的注意点

去角质护肤品，请挑选标识有"AHA"或"果酸"等去角质成分的产品。

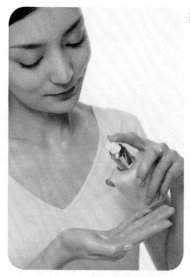

会使肌肤稍有麻刺感的产品比较有效

抹在肌肤上时会让人稍有麻刺感且冲洗后会让肌肤柔嫩光滑的产品对去角质比较有效。

去角质之后要充分保湿

去角质后，用具有保湿效果的精华液充分保湿，促进肌肤再生。也别忘了防紫外线。

需冲洗的类型对肌肤较温和

对肌肤较温和的是需冲洗的去角质剂。棉布型或以磨砂方式去角质的去角质乳等产品的刺激性较强，请多注意。

肌肤状态不佳时不要去角质

请避免在肌肤极度干燥或有瘙痒感时去角质。在肌肤状态佳的时候去角质，效果会更好。

自己也能在家里制作去角质剂

去角质剂也能自己制作。虽然这类产品对面疱和肌肤暗沉很有帮助，但若想治疗痘疤或小细纹，建议你到诊所进行专业去角质。

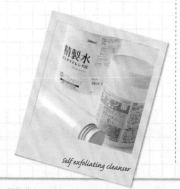

self exfoliating cleanser

● 材料
· 柠檬酸　10克
· 精制水　100毫升
· 干净的空容器

● 制作方法
把柠檬酸和精制水倒入用热水消毒过的空容器内，充分搅拌至柠檬酸溶解。

● 使用方法
① 洗脸后，取一些去角质剂抹至全脸。
② 静待30秒左右后用温水冲洗干净，之后以平常使用的化妆水和精华液进行保湿护理。

※ 如果肌肤有麻刺感，那你就不用等候30秒，立刻将脸冲洗干净。多次去角质之后，也可以将等候时间拉长到1分钟左右。

※ 柠檬酸可算是酸中的弱酸，对明显的痘疤或小细纹难有改善效果。在家里去角质时请量力而行，不要太为难自己。

使用滋润型的化妆水和乳液预防皱纹的出现

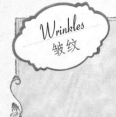

Wrinkles
皱纹

保湿护理
并不是
真正的防皱纹对策

为了预防与改善皱纹，必须先了解皱纹出现的原因。很多人以为"皱纹由肌肤干燥所致"。虽然干燥确实是皱纹的成因之一，但是由干燥导致的皱纹仅是模糊可见的浅纹而已。清晰可见的深纹并不是由于肌肤干燥，而是由于肌肤中的胶原蛋白减少等因素。

当自己注意到的时候，
皱纹已经很深了……

皱纹可大致分成三种。第一种是脸颊细纹（小细纹），也就是眼睛周围等处出现的浅纹。其主因是干燥，只要让肌肤充分保湿就能恢复。第二种是表情纹。这是笑等表情下显现的皱纹，只要表情消失，皱纹就会跟着不见。第三种是真皮皱纹。这种皱纹是由胶原蛋白减少，真皮失去弹性所致的。

女性在意的皱纹大部分是真皮皱纹。针对这种皱纹进行保养的目的不是保湿，而是增生胶原蛋白。皱纹是一旦形成便不容易消去的肌肤问题，因此请记得平日就要做好预防保养。

各种皱纹现象

脸颊细纹

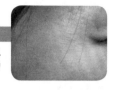

干燥造成的浅纹。肌肤充分保湿后，这种皱纹几乎都不见了。

真皮皱纹

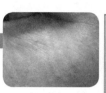

胶原蛋白减少造成的深纹。即使肌肤充分保湿，它也不会消失。

眼睛下方的小细纹

下眼皮松弛造成的细纹。持续严重下去的话，可能会变得像黑眼圈一样。

> **建议保养法**
> 这个部位的皮肤比较薄，可使用含维生素A（视黄醇）的护肤品或去角质等居家护理法来保养，这样比较容易出效果。

额头纹

经常出现在有挑眉习惯的人身上。肌肤老化，导致上眼皮下垂，以至于在无意识的状态下把眉毛往上扬。把头发绑得太紧而拉扯头皮也会导致额头纹的出现。

> **建议保养法**
> 这个部位的皮肤又硬又厚，只依靠肌肤保养是不太有效的。想消除额头纹，可以考虑用注射肉毒杆菌等美容方法。

眼尾细纹

经常出现在爱大笑或傻笑的人身上。

> **建议保养法**
> 可使用含维生素A（视黄醇）的护肤品来改善。

法令纹

与其说它是皱纹，不如说它是由于肌肤松弛。脸颊整体下垂时，就算针对法令纹部位进行保养也是不太有效的。

> **建议保养法**
> 可利用美颜器对整个脸颊进行超声波按摩。无论如何都要消除法令纹的人可以到美容外科注射玻尿酸。

嘴唇周围的纵向细纹

经常出现在抽烟的人或牙龈萎缩的人身上。

> **建议保养法**
> 除了使用含维生素A（视黄醇）的护肤品或去角质等居家护理法外，也可以到美容外科注射玻尿酸。

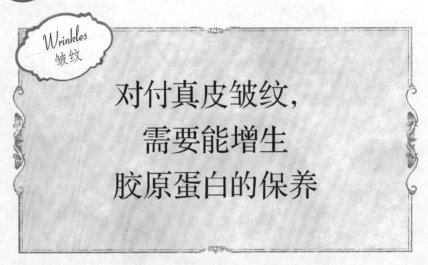

Wrinkles
皱纹

对付真皮皱纹，
需要能增生
胶原蛋白的保养

　　预防真皮皱纹出现、延缓皱纹加深所需要的是增生胶原蛋白。不过，即便使用了含胶原蛋白的护肤品，这些胶原蛋白依然无法成为肌肤的胶原蛋白。因为胶原蛋白分子很大，就算将它涂抹在肌肤上也不会渗透到肌肤内。假设它真的能渗进肌肤深处，从体外进入的物质仍然无法变成肌肤的胶原蛋白而固定下来。

延缓肌肤老化，
需增生胶原蛋白

　　此外，通过食品或营养补给品补充胶原蛋白也称不上有效。因为胶原蛋白是蛋白质的一种，会在肠胃中被分解成氨基酸而被吸收，所以不会以胶原蛋白的状态直接抵达肌肤。当然，氨基酸也是胶原蛋白的原料，但肌肤随着年龄增长而老化的原因主要是"制造"胶原蛋白的"能力"变弱了。虽说补充了大量的原料，但这并不表示胶原蛋白一定会增加。增生胶原蛋白所需要的不是涂抹或服用胶原蛋白，而是补充能够增生胶原蛋白的维生素C诱导体或维生素A（视黄醇）等成分。请将含有这类成分的精华液等护肤品列为每日肌肤保养的必备品吧。

真皮皱纹的居家护理

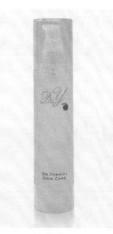

有助于增生胶原蛋白的肌肤保养

预防皱纹出现效果最好的是维生素A（视黄醇）。维生素C诱导体（抗坏血酸磷酸酯）也很值得推荐。

每日的保养

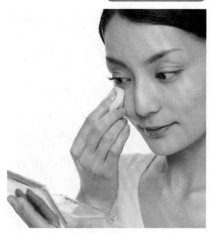

不可缺少防紫外线措施

紫外线会破坏肌肤的胶原蛋白，因此请在平日彻底做好防紫外线措施，保护胶原蛋白免受紫外线损害。

每周1~2次的保养

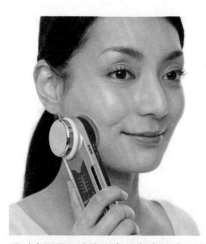

通过离子导入让维生素C直达肌肤深处

去角质后，可搭配离子导入器用含维生素C诱导体的化妆水进行保养。离子导入器可大大促进化妆水渗进肌肤，让化妆水更容易被肌肤吸收。

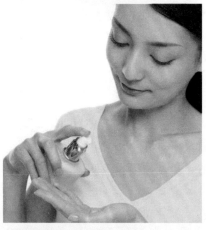

以去角质促进肌肤代谢

利用去角质清除老旧角质，可促进肌肤代谢。提升肌肤代谢能力有助于增生胶原蛋白。

很在意眼睛周围的小细纹，
因此涂抹乳霜时拉扯肌肤，让它易吸收

Wrinkles
皱纹

拉扯肌肤
会损伤胶原蛋白，
使皱纹加深

真皮皱纹会出现在皮肤凹陷的部位。大笑或扭曲脸部都会使脸上出现皱纹。只要肌肤还有弹性，这类皱纹都可以立刻消失，但一旦肌肤失去弹性，皱纹就会深入真皮部位。也就是说，真皮皱纹是出现在容易有表情纹的部位。有扭曲脸部或眯眼睛等习惯的人都可能出现皱纹，请多注意。

就算拉扯肌肤，
也不会改善皱纹

在意皱纹问题而拉扯肌肤，或做脸颊大幅度运动的脸部体操等，都会造成反效果。拉扯肌肤不仅对改善皱纹没有帮助，反而可能会使胶原蛋白断裂，从而使肌肤逐渐失去弹性。同样的，在涂抹精华液或乳液时，也请避免拉扯已出现皱纹部位的肌肤。皱纹并不会因护肤品的使用而得到改善，相反，大力拉扯肌肤会带来更严重的损伤。虽然进行正确按摩能达到预防皱纹出现的效果，但拉扯或用力揉搓肌肤则会带来反效果。与其照着自己的方式进行按摩，不如使用超声波式美颜器等工具，它们更令人放心。

这些行为会导致皱纹……

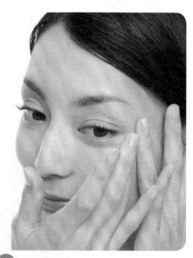

✖ 拉扯肌肤

肌肤保养或化妆时，注意不要用力拉扯肌肤，以免损伤胶原蛋白、降低肌肤弹性、加深皱纹等。

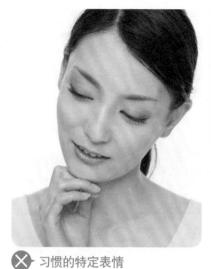

✖ 习惯的特定表情

扭曲脸部或皱眉容易导致眉间出现皱纹，用力扬起眉毛则容易导致额头出现皱纹（额头纹或抬头纹）。抽烟会导致嘴唇周围出现细纹。

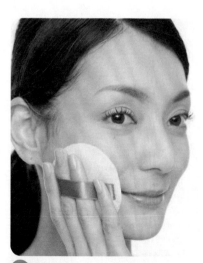

✖ 不补妆

平日防紫外线时只使用粉状粉底（粉饼）就足够了。不过，脱妆会使效果降低，最好频繁、仔细地补妆。

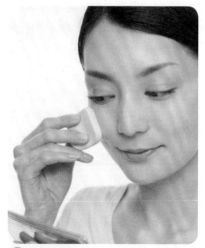

✖ 防护不够

紫外线会损伤胶原蛋白或使其变异。可抵达真皮的UVA能够穿透玻璃，因此你即便身处室内也不可马虎。

很在意脸部肌肤松弛，
因此通过由下往上拉提来按摩肌肤

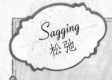

Sagging
松弛

改善脸部肌肤松弛
需要从肌力训练开始

脸部肌肤松弛和长皱纹一样，主要是由肌肤的胶原蛋白减少导致的。此外，表情肌松弛也与脸部肌肤松弛有关。位于脸部的表情肌和皮肤相连，因肌肤和肌肉相互支撑，一旦表情肌松弛，脸部的肌肤就会跟着松垮、下垂。

肌肤松弛都会先以毛孔张开的状态显现。脸颊的毛孔张开、呈纵向拉长的模样等，都是脸部肌肤松弛的初期症状。另

肌肤松弛的显现状态
主要有四种

外，眼皮下垂到像叠起来般、眼睛下方出现类似黑眼圈的阴影等变化，也是由脸部肌肤松弛引起的。如果持续严重下去，脸颊会整体下垂而出现法令纹，下颚线条也会往下降而出现双下巴。

关于肌肤松弛的有效护理法是使用含维生素A（视黄醇）及维生素C诱导体的护肤品或去角质来增生胶原蛋白。另外，为了改善表情肌的松弛，可进行肌力训练。不过，肌肤松弛是由肌肤深处发生变化引起的，只依靠居家护理是不容易改善的。如果非常在意肌肤松弛问题，最好向专业医生请教，可利用激光或注射等治疗方式来改善。

关于肌肤松弛的对策的○与X

○

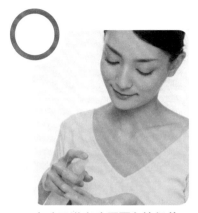

有助于增生胶原蛋白的保养

推荐的护肤品为含维生素C诱导体的化妆水以及添加了维生素A（视黄醇）的乳霜等。最好能定期去角质，以促进肌肤代谢。

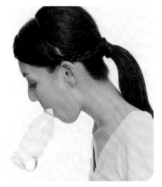

锻炼下颚肌肉的肌力训练

在小矿泉水瓶中装入极少量的水，用嘴唇含住瓶口，将小矿泉水瓶往上抬举（不使用牙齿）。维持抬举姿势10秒后放下，就这样反复做2次。

※ 有颚关节症等或下颚会痛的人不要做这项训练。

X

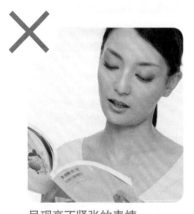

呈现毫不紧张的表情

为了预防表情肌松弛，适度收紧脸部是很重要的。平时就要注意避免做出过度放松的表情。

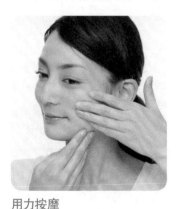

用力按摩

胶原蛋白是纤维状组织，用力拉扯或拉提肌肤可能会导致胶原蛋白断裂。

给总是这样做的你　用冷水洗脸来缩紧毛孔

> Pores
> 毛孔

冷却法不会使
毛孔缩小。要了解毛孔
明显的真正原因

　　毛孔是皮脂的出口。毛孔大小的个体差异是与生俱来的，皮脂腺较大的人（偏油性肌肤的人）的毛孔也比较大、比较醒目。不过，如果觉得毛孔比以前大了，则可能出现了毛孔松弛的现象。肌肤会随年龄增长、胶原蛋白减少而失去弹性，从而导致毛孔松弛、敞开。除了能增生胶原蛋白的保养外，最好能养成用吸油面纸频

脸部的毛孔
是皮脂的出口

繁擦拭掉皮脂的习惯。因为囤积在毛孔周围的皮脂一旦氧化就会转变为过氧化脂质，而且会造成肌肤持续老化。

　　很多人说"毛孔不知被什么塞住而黑黑的"，其实可能没有任何东西塞住毛孔。毛孔本身是洞穴，所以会在肌肤上留下影子，就算没有污垢，毛孔也一样看起来黑黑的。不过，皮脂较多的人的毛孔可能会被粉刺塞住。如果感觉毛孔粗糙，可以通过清除多余皮脂和去角质来进行保养。不过，也有许多人因过度清洁毛孔而损伤肌肤，请多注意。

令人在意的毛孔类型

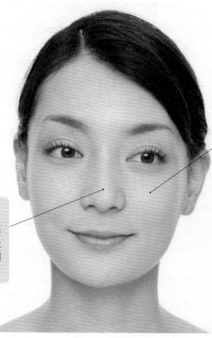

毛孔松弛

肌肤因胶原蛋白减少而失去弹性，从而导致毛孔松弛、敞开。

粉刺阻塞

老旧角质和皮脂混合形成粉刺并阻塞毛孔的状态。也被称为黑头粉刺或草莓毛孔等。

多得出乎意料!

错误保养法

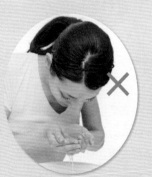

用油性卸妆品进行毛孔"大扫除"

即便使用可清除油性污垢等清洁力强的油性卸妆品（如卸妆油），也无法清除毛孔中的污垢；就算污垢能被清除掉，毛孔也无法变小。

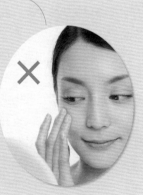

用冷水缩紧毛孔

用冷水等冷却方式洗脸会使肌肤紧缩，但不会使毛孔缩小。而且急速的温度变化容易引发红血丝，要多注意。

给总是这样做的你 ✕ 用去角质乳清除毛孔中的污垢

Pores
毛孔

就算清除了
其中的污垢，毛孔的
大小也不会变

毛孔松弛大多发生在脸颊，且以呈纵向延伸为特征。肌肤老化也会使毛孔持续扩张，所以尽早开始保养是很重要的。针对毛孔问题的保养建议是，使用含维生素A（视黄醇）的护肤品或采用去角质方式来促进肌肤代谢，增生胶原蛋白。维生素A对肌肤有较强的刺激性，刚开始使用时你可能会感觉肌肤干涩，但持续使用后就会适应。

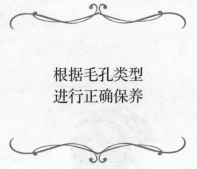

根据毛孔类型
进行正确保养

粉刺阻塞经常出现在鼻子及其周围。它的保养要点是以每天洗脸的方式来清除皮脂和老旧角质。使用不含多余油脂且能够彻底洗净的洁面品，早、晚洗脸即可。以此方式洗脸后若仍觉得毛孔不清爽，可以试着使用含有酵素的洁面品。此外，每周去角质1~2次也有帮助。用酵素洗脸和去角质都是把老旧角质清除，让肌肤变得柔嫩，从而具有缩小毛孔效果的方法。需撕下来的毛孔贴布或贴片虽然有助于清除粉刺，但剥除时的刺激可能会使毛孔扩张，因此该方式每月采取2次即可。如橡皮擦一般需以揉搓方式使用的去角质乳有较强的刺激性，需格外注意。

各种毛孔问题的保养要点

粉刺阻塞 ➡ 清除多余的皮脂和老旧角质

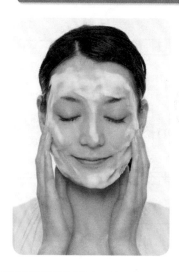

仔细洗脸

使用洗面皂等能彻底清洁的洁面品。在睡眠状态下也会分泌皮脂，所以不只晚上（睡前），早晨也请务必使用洁面品洗脸。

去角质

每周1~2次去角质或使用含酵素的洁面品清除造成粉刺的肌肤表面的老旧角质，让毛孔周围的肌肤更柔软。

用酵素洗脸

洁面品内若有能分解蛋白质的酵素，可以有效预防粉刺。肌肤较脆弱的人，请控制在每周1~2次。

毛孔松弛 ➡ 增生胶原蛋白，紧致肌肤，提升肌肤弹性

含维生素A（视黄醇）的护肤品

维生素A（视黄醇）大多被添加在用来预防皱纹出现的眼霜等产品内。也可以涂抹在脸颊等处以改善毛孔松弛。

去角质

可有效促进肌肤代谢，有助于增生胶原蛋白。擦拭型或磨砂型的刺激性都很强，最好使用需冲洗的类型。

维生素C诱导体

维生素C是制造胶原蛋白时不可缺少的成分。容易渗进肌肤的维生素C诱导体是水溶性的，经常被添加到化妆水中。

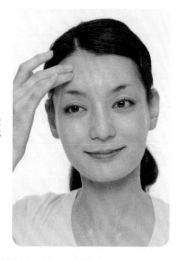

黑眼圈是由睡眠不足和血液循环不良造成的。
时时提醒自己要早睡和多按摩

Dark Circle
黑眼圈

也有无法通过
补充睡眠改善的黑眼圈。
先来学习如何辨识
黑眼圈的种类吧

　　眼睛下方的黑眼圈会给人留下疲累或老态的印象。虽有许多人认为黑眼圈是由睡眠不足造成的，但实际上，也有无法通过补充睡眠或多休息改善的黑眼圈。

黑眼圈的成因
可分成3种

　　黑眼圈可大致分为蓝色黑眼圈、黑色黑眼圈、棕色黑眼圈三种。常见的黑眼圈是蓝色黑眼圈。疲劳等因素会使眼睛周围的血液循环不佳，这时瘀滞的血液会呈蓝色。由肌肤松弛引起的是黑色黑眼圈。原本就薄的眼皮肌肤随着年龄增长而不再紧致与失去弹性，肌肤因无法支撑眼睛周围的脂肪而松垮下来。这种松弛状态会使下眼皮和脸颊之间出现呈黑色的阴影。由斑点或肌肤暗沉引起的是棕色黑眼圈。眼睛下方出现许多小斑点，斑点彼此相连后看起来像是黑眼圈的模样。和其他部位相比，眼皮中的黑色素细胞活动较旺盛，因此眼部容易出现色素沉淀，揉眼睛等习惯也是棕色黑眼圈出现的原因之一。无论哪种黑眼圈，外显状态醒目与否都因人而异，所以根据肤色和脸部骨骼的差异，黑眼圈会有不同的辨识方式。

Dr. 吉木式图表　黑眼圈类型的辨别方式

辨别方式	 在黑眼圈的部位 抹上粉底	 一边照镜子 一边把脸往上抬	 轻轻拉开 眼睛周围的肌肤
蓝色黑眼圈	颜色变淡	颜色未变淡	颜色稍微变淡
	疲劳等因素使眼睛周围的血液循环不佳。容易显现在肤色较白或肌肤较薄的人身上		
黑色黑眼圈	颜色未变淡	颜色变淡	颜色变淡
	年龄增长等因素使肌肤变薄、松弛		
棕色黑眼圈	颜色变淡	颜色未变淡	颜色未变淡
	眼睛下方出现大量小细纹或色素沉淀		

给总是这样做的你 ✕

由于眼睛下方的黑眼圈，
每天的化妆步骤中绝少不了遮瑕

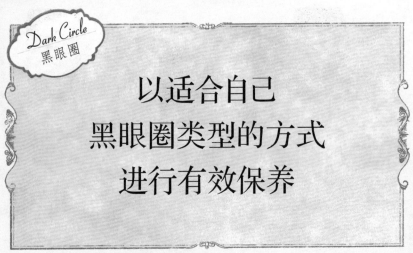

Dark Circle
黑眼圈

以适合自己
黑眼圈类型的方式
进行有效保养

　　蓝色黑眼圈、黑色黑眼圈、棕色黑眼圈，这三种黑眼圈的成因不同，因此有助于预防和改善的保养方式，以及减缓明显程度的方法也各有不同。

**根据黑眼圈类型
选用不同的保养方式**

　　对于由血液循环不良导致的蓝色黑眼圈，首先要注意的便是改善血液循环。除了适度的运动外，按压穴位也很有帮助。平常也要注意避免身体着凉或偏寒。蓝色黑眼圈的真正原因是血液瘀滞，血液透过眼睛下方较薄的肌肤，呈蓝黑色的模样。可通过增生胶原蛋白让肌肤更饱满，使黑眼圈不那么明显。

　　黑色黑眼圈由肌肤松弛所致，所以增生胶原蛋白是首要任务。除了每天使用含维生素C诱导体或维生素A等的护肤品外，定期去角质以促进肌肤代谢也是好方法。如果脸部水肿，黑眼圈就会变得更明显，最好能避免饮用冰凉饮品，并减少盐分的摄取量。另外，黑色黑眼圈是阴影，并不是因为肌肤变色，所以用遮瑕膏等会使之更醒目。

　　对于由斑点或色素沉淀造成的棕色黑眼圈，则需采取美白护理。除了使用含美白成分的护肤品外，去角质也能改善棕色黑眼圈。

蓝色黑眼圈的保养要点

Point

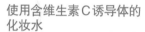

1. 改善血液循环
2. 增生胶原蛋白

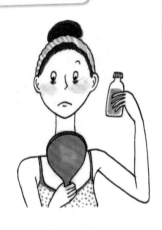

使用含维生素C诱导体的化妆水

容易渗进肌肤的维生素C诱导体，可以在肌肤中代替维生素C促进胶原蛋白增生。

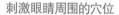

刺激眼睛周围的穴位

可试着在洗脸后按压眼睛周围的穴位，这样不仅能使血液循环更畅通，也能促进新陈代谢。

养成适度运动的习惯

眼睛周围血液瘀滞，是全身血液循环不佳的证据。请每周做1~2次健走（快走）等全身运动。

以维生素A（视黄醇）增生胶原蛋白

维生素A（视黄醇）可以促进肌肤代谢，有助于肌肤内部增生胶原蛋白。可以在眼睛周围涂抹含维生素A（视黄醇）的精华液或乳霜。

定期去角质

建议每周在家里去角质1~2次，以增生胶原蛋白，让肌肤更饱满。

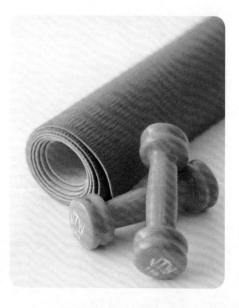

黑色黑眼圈的保养要点

Point

1. 增生胶原蛋白
2. 预防脸部水肿

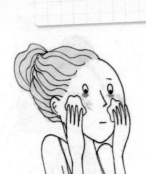

在每天的保养中补充维生素C

制造胶原蛋白时必备的维生素C，可利用含维生素C诱导体（抗坏血酸磷酸酯）的化妆水来补充。

以维生素A（视黄醇）创造饱满的肌肤

有助于增生胶原蛋白的维生素A（视黄醇）大多被添加到用来预防皱纹的眼霜等产品内。

利用去角质促进肌肤代谢

利用去角质清除老旧角质能促进肌肤代谢，有助于增生胶原蛋白。

避免饮用冰凉饮品，减少盐分的摄入量

脸部水肿时，黑色黑眼圈会显得更醒目。需注意冰凉饮食造成的血液循环不佳以及盐分摄取过量等导致水肿的生活习惯。

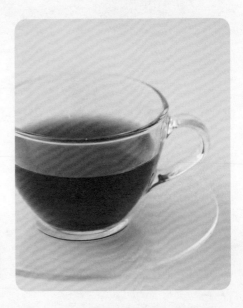

改善不佳或对黑眼圈非常在意时请前往美容诊所咨询

三种黑眼圈中，通过肌肤保养最难改善的就是黑色黑眼圈。如果对黑眼圈非常在意，可以前往美容诊所寻求专业帮助。能帮助肌肤恢复紧致的方法有激光或注射玻尿酸等治疗方法。

棕色黑眼圈的保养要点

Point

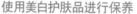

1. 进行美白护理
2. 清除变厚的角质

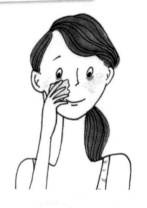

使用美白护肤品进行保养

如果是斑点造成的棕色黑眼圈，则其保养方式和斑点相同，可使用含美白成分的精华液等护肤品进行保养。

做好每天的预防性保养

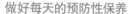

美白护肤品是预防斑点出现的有效产品。最好在棕色黑眼圈尚未形成前就开始进行预防性保养。

利用去角质清除变厚的角质

角质变厚会使肌肤暗沉，可在家里去角质。

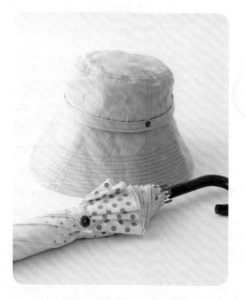

彻底做好防紫外线的措施

为防止导致棕色黑眼圈的斑点出现，即使只是短时间外出，也必须以粉状粉底等做好防紫外线的措施。

注意揉眼睛的习惯

眼睛周围的肌肤非常薄，揉搓的刺激容易使角质变厚或引起色素沉淀。眼睛周围的湿疹和瘙痒也可能是由揉眼睛的习惯导致的，所以有肌肤困扰时请至皮肤科咨询。

Edema
水肿

水肿的主要原因是疲劳和运动不足。此外，还需注意盐分的摄入量和身体虚寒

水肿，是由多余水分积存在血管以外的组织而引起的。盐分摄取过量容易导致水肿，但水分摄取过量时也会因排泄不及时而引发水肿。另外，也要注意缺乏运动、肌力衰弱以及疲劳等情形。血液循环不佳会影响水分排泄，容易导致水肿出现。

导致水肿的水分原本是血液的一部

水肿的保养
主要在于预防

分。通常当氧气和营养抵达细胞后会被血管和淋巴管再次吸收，但如果无法再次吸收就会引起水肿。容易出现水肿的部位是腿部和脸部。腿部的水肿大多出现在傍晚以后，由积存在体内的多余水分因重力下降而瘀滞在腿部所致；而脸部的水肿好发于早晨起床的时候，这是因为睡眠的时候身体呈水平状态，多余的水分瘀滞在脸部。当多余的水分往腿部移动后，脸部水肿自然就会消失，但如果希望尽快改善脸部水肿，可以轻轻按摩脸部。不过，慢性水肿的人，最好重新检视自己的生活习惯与饮食。

水肿的原因在这里

身体虚寒

若身体冰凉、偏寒，血液循环就会变差，水肿就会出现。此外，还需注意过度饮用冰凉饮品造成的虚寒情形。

盐分摄取过量

若盐分摄取过量，则因渗透压，多余的水分会渗出到血管外侧，从而导致水肿。

运动不足

若身体经常不运动，则多余的水分会积存在身体的某处。此外，缺乏运动致使肌肉量太少也是血液瘀滞的原因。

饮酒过量

酒精在被分解时需要大量的水分，所以饮酒后的第二天经常会水肿。

Point

淋巴按摩可以改善水肿

只要执行得宜，按摩对水肿有立竿见影的效果，所以早上起床时若有脸部水肿的现象，不妨通过轻轻按摩来改善。不过，按摩的效果只是暂时性的，并不能彻底解决水肿问题。最好能通过平常的饮食、生活习惯和运动，打造出不易水肿的体质。

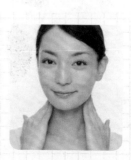

能改善肌肤老化的穴位

穴位指压，有助于预防和改善肌肤老化。
利用零碎的短暂时间，试着挑战穴位指压吧！

按压穴位

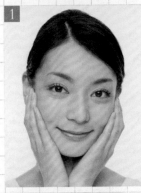

洗完澡或睡前按压穴位最有效。眼睛疲累时按压穴位也有帮助。

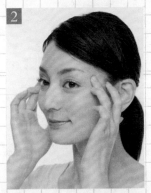

用指腹在肌肤上以使肌肤稍微凹陷般的力道按压。按压穴位时，以能够感到有点儿痛的刺激强度为宜。

百会

位于左、右耳前端连接线与鼻尖至头顶延长线的交会处。按摩此穴有助于预防和改善肌肤干涩、暗沉及黑眼圈等。

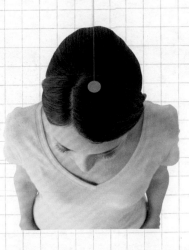

鱼腰

位于眉毛中央的凹陷处。按摩此穴有助于预防和改善肌肤干涩、暗沉及黑眼圈等问题。

瞳子髎

位于眼尾的凹陷处。按摩此穴有助于预防和改善眼睛周围的皱纹与黑眼圈。

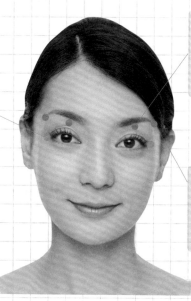

丝竹空

位于眉毛外侧边际线的凹陷处。按摩此穴有助于预防和改善眼睛周围的皱纹与黑眼圈。

颊车

位于脸际线上、耳朵下方,一张口就会凹陷的部位。按摩此穴有助于预防和改善肌肤松弛。

攒竹

位于眉毛与眼睛之间的凹陷处。按摩此穴有助于预防和改善眼睛周围的皱纹与黑眼圈。

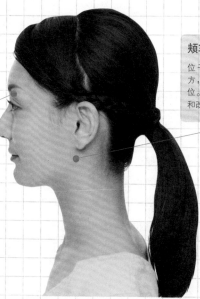

嘴唇干涩时不擦口红，只擦唇蜜

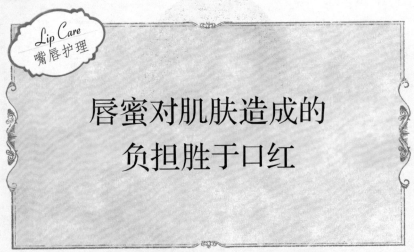

Lip Care
嘴唇护理

唇蜜对肌肤造成的
负担胜于口红

皮脂腺少、角质层薄的嘴唇，是非常容易干燥的部位。和一般的肌肤干涩、龟裂一样，嘴唇干涩与身体状况及环境等因素息息相关，也与饮食及化妆带来的刺激有关。特别需要注意的是不脱妆的口红及闪耀、带光泽的唇蜜（珠光唇膏），这类产品含有对肌肤刺激性极强的成分，当嘴唇干涩未愈时，请避免使用这类产品。唇

要注意不掉色的口红和唇蜜带来的刺激

蜜比口红更让人觉得对肌肤温和，但其中有高分子聚合物等成分，这种成分反而会导致肌肤干燥。如果是敏感性肌肤专用的口红，则不太会使嘴唇干涩。可以先在嘴唇上涂抹具有保湿效果的唇乳或唇霜，然后抹口红。

要卸掉口红时，和卸其他部位的妆一样，使用乳霜类的卸妆品较佳，切勿以面纸等擦拭。较难清除的口红也可以使用橄榄油来卸。虽然市售品中也有专用的去除剂，但大多是刺激性强的产品。感觉嘴唇干涩严重时，可以用蜂蜜和凡士林做成的唇膜来保湿。

修护干裂嘴唇的蜂蜜唇膜

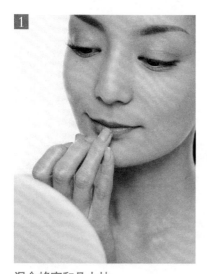

混合蜂蜜和凡士林

以1:1的比例混合蜂蜜和凡士林，然后将其涂抹在嘴唇上。

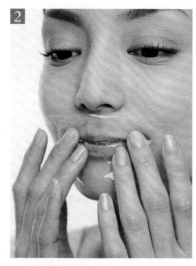

以保鲜膜覆盖

在嘴唇上覆盖正中间剪有空气孔的保鲜膜，静候5~10分钟后再剥掉。

多得
出乎意料！ **错误保养法**

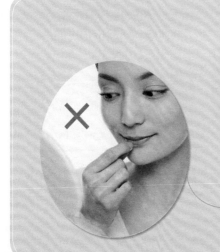

用唇蜜覆盖

涂抹唇蜜（珠光唇膏）后，嘴唇看起来像被东西覆盖住了，但是这样做会使干裂问题更严重。在嘴唇干裂痊愈之前，请忍耐着不要使用唇蜜。

用摩擦、揉搓的方式剥掉嘴唇皮

虽然嘴唇皮卷曲会让人不舒服，但勉强将它剥除，几天后它又会卷曲起来。抿嘴唇或浸湿嘴唇也是错误的做法。

长面疱时，为了不增加肌肤的负担，所以都不化妆

Pimple
面疱

成年人长面疱的根源在体内。为了防紫外线，仍需要上最小限度的妆

成年期面疱和青春期面疱有不同的特征。首先，成年期面疱不出现在皮脂较多的T字部位，而经常出现在下颚周围。其次，睡眠不足、生活不规律、压力大等因素都会使面疱恶化。面疱出现的触发点在于毛孔出口的角质变厚或毛孔阻塞等因素。没有出口的毛孔会囤积皮脂，皮肤的常驻菌"痘菌"会把皮脂当作食物而大量繁殖，进而引发毛孔发炎。据说由压力大或睡眠不足等因素引起的体内激素不均衡或免疫力下降等，也是角质肥厚或痘菌繁殖过剩的原因。

面疱防护在于
健康管理和肌肤保养

成年人要预防、改善面疱，首先必须重新检视自己的生活习惯并调整身体状态，然后务必配合肌肤状态进行肌肤保养。基本的肌肤保养是洗脸和保湿，与此同时，千万不能忽略防晒措施。紫外线带来的损害会持续累积在肌肤上，所以就算长了面疱，也绝不能缺少防晒措施。一旦被紫外线照射到，痘疤极可能像斑点般变成痘斑而残留，需多加注意。

成年人面疱的特征

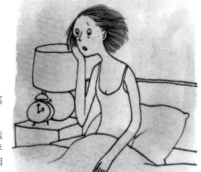

容易出现在下颚，且不容易痊愈

比起皮脂较多的T字部位，面疱更容易出现在容易干燥的下颚等处。面疱一旦出现便不容易痊愈，且经常会留下痘疤。

睡眠不足或压力大等会使面疱恶化

睡眠不足、压力大、缺乏运动等导致的体内激素不平衡，免疫力下降、偏食等因素，都会导致面疱出现。

痘疤类型及保养方式

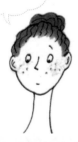

留下坑疤

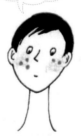

留下棕色痘斑

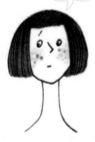

留下红色痘疤

到皮肤科进行专业治疗

出现炎症反应，使毛孔受损，居家护理无法治愈时，前往皮肤科接受专业的去角质或激光治疗等。

用美白护肤品进行保养

痘斑会引起色素沉淀，建议使用含美白成分的精华液等产品来保养肌肤，也可采取能立即见效的去角质保养法。

用含维生素C诱导体的化妆水进行保养

补充能抑制肌肤形成红色痘疤的维生素C，使用美颜器进行离子导入能提升效果。

曾听说面疱是由肌肤干燥造成的，
所以会用乳霜彻底保湿

> Pimple
> 面疱

几乎所有油脂
都会成为痘菌的养分。
应做好肌肤保湿

如果肌肤干燥持续发展，则角质会变厚，可能会引起毛孔阻塞，从而导致面疱出现。因此，预防、改善面疱时，维持肌肤水润也是很重要的。需要补充到干燥肌肤内的是能将水分锁在肌肤内的成分。相反，极需避免的是会使面疱恶化的油脂。油脂大多会成为痘菌的养分，因此切勿在已经长面疱的肌肤上涂抹含油脂的产品。建议使用含神经酰胺等保湿成分的精华液来预防干燥。

用保湿精华液
维持肌肤水润

另外，长面疱的时候也必须做好防紫外线的措施。不过，防晒品对肌肤的刺激强烈，最好使用粉状粉底（粉饼）。不使用妆前底霜，以精华液等产品充分保湿后，再抹上粉状粉底或蜜粉即可。就算没有SPF等标识也没关系，粉状类的产品具有反射紫外线的作用，日常防紫外线时只用这个就足够了。最后将遮瑕膏抹在长面疱的部位就可以了。

有面疱问题时的肌肤保养

1 洗脸

建议使用油脂和其他添加物都很少的固体洁面皂。充分揉搓出泡沫后，以不摩擦肌肤的方式清洗，彻底清除皮脂和污垢。

2 化妆水

建议使用含维生素C诱导体的产品。维生素C诱导体具有抑制皮脂分泌的作用，能使面疱泛红的部位不明显。

3 精华液

建议挑选含高保湿效果成分（如神经酰胺或玻尿酸等）的产品。油脂少且具有清爽质感的产品较佳。

有面疱问题时的底妆

1 用精华液保湿

在全脸抹上具有保湿效果的精华液。因为它已含很多油脂或其他添加物，所以妆前底霜不再使用。

2 不使用防晒品

防晒品容易对肌肤造成负担，也可能导致面疱出现，因此尽量避免使用。只用粉状粉底也能达到防紫外线的效果。

3 抹上粉状粉底或蜜粉

抹上粉状粉底（粉饼）或蜜粉。日照强烈时，可将粉状粉底抹厚一些。在意面疱泛红的部位时，可用遮瑕膏局部涂抹一下。

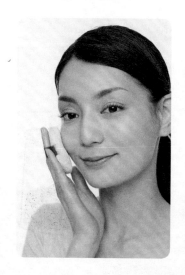

对面疱有效的中药治疗法

中药对成年人面疱非常有效。
配合体质选择中药，
由内而外彻底改善肌肤。

用中药调整身体整体平衡

多数情况下，成年人面疱与体内激素分泌失调或免疫系统紊乱有关，中药对于治疗这些问题非常有效。不妨试着用中药治疗久久未愈的面疱。中医皮肤科虽然不多，但只要是在中医院，即使去的不是皮肤科（内科或妇科等），大多也会接受与面疱相关的咨询。副作用少，且服用后即使停药，疾病也不易复发等，都是中药的优点。

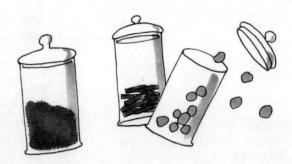

用于治疗面疱的中药

中药需配合体质选用。
即使症状相同，只要体质有异，所使用的中药种类就会不同。

清上防风汤

适合油性肌肤且全脸长满有炎症的红面疱的人等。

荆芥连翘汤

适合油性肌肤且有许多小面疱的人，及有鼻炎症状的人等。

当归芍药散

适合易水肿、虚寒、体力差的人，以及生理期经常延迟的人等。

十味败毒汤

适合背上或臀部长出带痛感的较大痤疮的人。不过，便秘的人如果使用这个处方，则不易有效果，请在服用前先治愈便秘。

加味逍遥散

适合经常会肩颈僵硬、便秘、头痛的人，以及容易焦躁烦闷的人等。

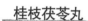

桂枝茯苓丸

适合脸部常泛红血丝且对热敏感但手脚末端冰凉的人、生理期间痛经严重的人、生理期前容易焦躁不安或手脚冰凉的人等。

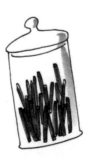
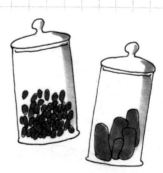

Column

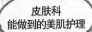

皮肤科
能做到的美肌护理

抗老化专属的
美肌护理

可在美容皮肤科或美容外科进行改善肌肤老化的各种治疗。
配合医生提供的正规治疗法，
彻底解决肌肤老化的各种烦恼。

果酸换肤

在肌肤上涂抹一种酸性物质，以
清除肌肤表面的老旧角质，活化
肌肤。可带来回春、年轻化的效
果，有助于改善斑点、面疱、痘
疤（含坑疤）、小细纹等。

估计就诊次数
每3~4星期1次，共5~10次。

离子导入
维生素C

利用微弱电流让维生素C渗入皮
肤的方法，有助于改善斑点、面
疱、痘疤（泛红或色素沉淀）、
小细纹等。也有市售的家用导入
器，但是在诊所接受治疗的效
果更好。搭配果酸换肤能提升
效果。

估计就诊次数
每2~4星期1次，共约10次。

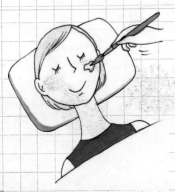

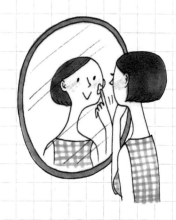

注射肉毒杆菌

在肌肉内注射会产生肉毒杆菌的物质，让肌肤停止动作，可有效改善表情纹。适用于改善额头纹（抬头纹）、眉毛之间的纵向皱纹、眼尾的笑纹等。此外，也有在全脸各处注射极少量的肉毒杆菌使皮肤紧致的治疗方式（称为肉毒杆菌拉提、肉毒杆菌微整形等）。建议去正规医院治疗。

Point
一开始的注射剂量先从少量开始

额头上或眉间如果注射过量，可能会导致眉毛下垂等问题，请先以少量开始注射，剂量不足时再补充即可。

估计效果持续时间
约半年。

使用A酸

和添加到护肤品内的视黄醇为同系列的成分，但A酸是医药品，其效果比视黄醇好。它具有增生胶原蛋白、改善皱纹、促进肌肤代谢、排泄黑色素等效果。持续使用A酸容易对肌肤造成刺激并使肌肤出现泛红或干燥的现象，因此请在皮肤科医生的指导下使用。

估计治疗所需时间
约半年。

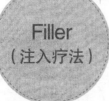

Filler
（注入疗法）

Filler 是"填充物"的意思。这是指在皮肤内注入物质以改善皱纹或垫高鼻子的治疗方式。近年开发出各式各样的注入物质，大多数注入物质都会随着时间而被吸收、消失。虽然这种方式需要定期进行，但和美容手术不同，它是可以使肌肤恢复到原始状态的安全方式。

PPP（Platelet Poor Plasma）

抽取自己血液中的蛋白质并注入皮肤内，使注入的部位丰腴起来。适用于脸颊整体凹陷等，需要大量填充物的人。

估计效果持续时间
4~6个月。

注射玻尿酸

将凝胶状的玻尿酸注入真皮内，使肌肤丰腴、饱满，以抚平皱纹。

估计效果持续时间
首次注入效果可持续约半年。重复注入则效果会延长，可能会持续1~2年。

微晶瓷

和注射玻尿酸一样，但因它具有增生胶原蛋白的作用，所以效果持续时间较长。另外，也有人用这种方式垫下巴，或让脸形更立体等。

估计效果持续时间
1.5~2年。

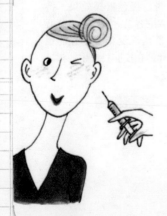

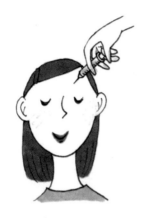

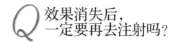 效果消失后，
一定要再去注射吗？

 再注射或不注射都可以

经过一段时间后，注入的物质会被吸收。虽说曾接受过治疗，但这并不代表往后也必须治疗。这就跟烫发一样。头发烫过之后经过一段时间也会恢复原状，至于要不要再去烫发，则完全取决于当事人的意愿。Filler的情况也是如此。

 注入的物质被吸收后，
皱纹会变得比原本更深，
这是真的吗？

 只会恢复到注入前的状态而已

接受治疗不会使皱纹等问题比原先更严重，但会恢复到注入前的状态。不过，注入的物质被吸收掉需要半年以上的时间，这段时间内，皱纹也会持续发展。

 治疗期间是否有疼痛感或会出现问题？

注射时有疼痛感

Filler全部都是通过注射执行的，因此注射时会有疼痛感。不过，利用麻醉乳霜等方式可以大幅缓和疼痛感。另外，注射后可能会引起皮下出血而造成淤青。这时，必须使用遮瑕膏掩盖淤青部位，1~2星期后淤青即可消失。如果医生的技术不佳，则注射部位可能会出现稍微鼓起等问题。尤其在注入眼睛下方较薄的皮肤时特别容易出现问题，需要多注意。

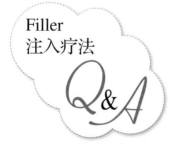

Filler
注入疗法
Q&A

使用光和热的回春疗法 1

运用激光或光治疗器等让肌肤回春的治疗方式。能够不开刀就达到改善皱纹、缩小毛孔等各种效果。

强脉冲光

（Intensive Pulsed Light，IPL）

一种强度很高的光源经过聚焦和滤过后形成的一种宽谱光。它能够发出比激光的波长更长的光（从可见光到近红外线领域的光频），有助于改善斑点、皱纹、肌肤泛红、面疱等。目前已开发了各种IPL，它们均被应用在回春治疗（亦称Photo Facial等）或除毛方面。虽然IPL比激光温和，但它会使许多物质发生反应，因此可能会导致肌肤变黑或造成烧灼痕迹等问题。

激光（Laser）

基于粒子（原子、分子）受激辐射放大原理而产生的一种光，就是激光。若照射只会被黑色素吸收的光线，就可以清除斑点；若照射能够活化真皮胶原蛋白的光线，就可以改善皱纹。激光能达到这些治疗效果。以肌肤回春为目的而在全脸施打激光称为"回春治疗"，它对于肌理容易紊乱或小细纹等问题非常有效。不过，不需休养期（Down Time，亦称术后的恢复期、停工期）的治疗法的效果大多有限，所以若要消除严重的深纹，则会很困难。至于皱纹或痘疤的凹陷等，则用点阵激光（Fractional Laser）比较有效。

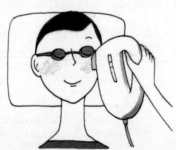

射频

（Radio Frequency，RF）

射频不是光，而是电流，主要用于改善肌肤松弛。能量由强到弱，使它有很多种类。射频不会被黑色素吸收，所以肤色较深的人也能安全地接受射频治疗。

发光二极管

（Light Emitting Diode，LED）

LED发出的光照射在肌肤上，就如同日光浴般，所以该方法是无痛感的治疗法。LED主要有3种颜色的光，红色光对改善毛孔和小细纹有效，白色（透明）光对改善肌肤松弛有效，蓝色光对改善面疱有效。LED的治疗效果很稳定，适合不打算进行深度治疗的人。

Point

充分思考后再决定治疗法

在网络上搜寻美容治疗法的相关信息时，经常会看到"不开刀即可抚平皱纹""不需休养期※的回春治疗"等宣传语。然而，世界上没有能如此简单就清除斑点或皱纹的梦幻治疗法。而且利用仪器的美容疗法的治疗费用通常昂贵，所以应谨慎思考是否符合个人需求后再做决定。

※ 休养期（Down Time）：美容治疗后出现结痂等症状的时候，或因脸部肿胀而无法像平常一样外出工作等的时候，或生活中出现不方便的时候，皆称为休养期（亦称恢复期、停工期）。在接受治疗前，请审慎评估所需的休养期长度。

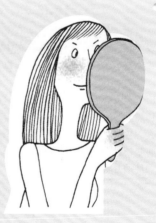

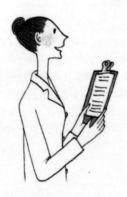

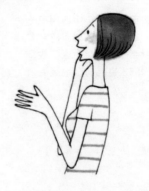

使用光和热的回春疗法 2

点阵激光

（Fractional Laser）

将激光等分割成超细微激光，再穿透到真皮层，这样的手法称为点阵激光。除了激光以外，也有使用红外线（IR）等的仪器。它原是为了治疗痘疤所开发的，但目前已推出相关的对改善毛孔粗大、各种疤痕、妊娠纹、皱纹、肌肤松弛等都有效的仪器。这是一种独占鳌头的新治疗法。

红外线（IR = Infrared Ray）

利用红外线的温热效果在肌肤上引起热变异，促进胶原蛋白生成，以改善皱纹和肌肤松弛。能量由强到弱，使它有很多种类。

超声波（Ultrasonic Wave）

利用超声波烧灼肌膜使肌膜缩短的超声波刀，被当作能改善肌肤松弛的仪器（即"极限音波拉皮"的常用仪器）。虽然用该疗法时有剧烈的疼痛感，且一次的治疗费用很高，但据说其效果非常好。

清除斑点 和黑痣的激光

清除斑点或黑痣时，可以只在斑点或黑痣的部位照射激光，把黑色素烧灼掉。因紫外线而生成的斑点（老人斑），最好用激光去除。

斑点治疗流程

1 相关问诊（Counseling）

确认斑点或黑痣的大小与深度等，以判断激光治疗是否有效、决定采用何种方式的激光等。治疗斑点时，以红宝石激光（Ruby Laser）、Nd YAG激光（YAG Laser）或柔丝光激光（Gentle YAG Laser）等为主。

2 卸妆洁肤（Cleansing）

只针对要施打激光的部位，进行彩妆与防晒品的卸妆与清洁。

3 施打激光（Laser）

佩戴保护眼睛的护目镜，直接在患部施打激光。激光触及肌肤的瞬间会让人有类似被橡皮筋弹到的刺痛感。

Point

术后保养也很重要

起初的1~2天，被照射了激光的部位会变黑、结痂，可用肤色的透气胶带（或美容胶带）或粉底覆盖。7~10天后，变黑的皮就可剥落。为预防斑点复发，接受治疗后的3个月内请特别注意防晒。

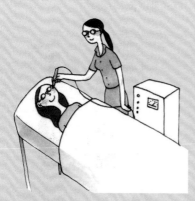

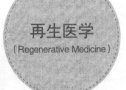

再生医学
(Regenerative Medicine)

将自己血液中萃取出来的成分或细胞注入皮肤内的回春治疗法。这种治疗法虽见效慢，但不易导致过敏。

培养自体细胞的
注入治疗法

也被称为 "RACS（Replenishment of Autologous Cultured Skincell的略称）" 或 "Re-Born" 等。主要是从自己的肌肤或脂肪组织中取出纤维母细胞（产生胶原蛋白的细胞），培养后再注入肌肤内的疗法。也有冷冻储存年轻时候的纤维母细胞，等到之后有需要时再使用的做法。不过，要求纤维母细胞产生胶原蛋白时，需要雌激素和生长素等各种指令物质。另外，绝不能忘记：即使注入了20岁时的细胞，此细胞在体内的作用也已经和20岁时不一样了。

PRP疗法

(Platelet-Rich-Plasma)

Platelet-Rich Plasma（PRP为富血小板血浆）注入疗法。这是将自体血液中抽出的血小板注入肌肤内的疗法。血小板可提升胶原蛋白的再生能力，因此可利用它改善皱纹。如果疗程顺利，就能够得到非常好的效果，不过效果有个人差异，有人可能会出现"已经接受了3次疗程却没什么改变"的结果。仔细判断医生的能力以及辨识诊所是否可信赖等，都是术前的重要准备工作。

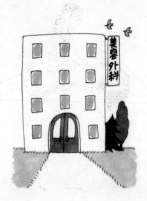

虽无法期待温和、无痛又安全的治疗法能有多大的效果，但无痛、无风险却是其极大的优点。

英特波射频

（Indiba RF）

利用无线电波中的低频带活化肌肤的疗法。原本它是为治疗癌症所开发的，但它因具备美容效果并早已为人所知，被应用在医学美容领域。该疗法令人有类似按摩般的感受，不仅无痛，还很舒适。它经常被用来治疗皱纹及瘦身。

电穿孔法

（Electroporation）

利用特殊的高电压脉冲让各式各样的物质渗到肌肤深处的技术。这和离子导入法很相似，但它能使更大量的物质渗到更深的位置。离子导入法可以让不易渗入的胶原蛋白和玻尿酸渗入，但它们毕竟不是自体的胶原蛋白和玻尿酸，无法在体内稳定下来。此外，电穿孔法无法让皱纹消失。不过，它能够让细胞繁殖因子、维生素、美白成分等各式各样的物质渗到肌肤深处，因此可用来改善斑点、皱纹或减少脂肪等，可说是蕴藏无限可能的疗法。

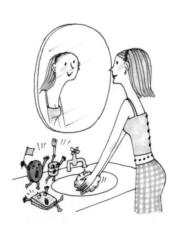

各种令人烦恼的肌肤保养问题

下面有 10 个关于肌肤保养的问题，
正确的请画○，错误的请画 X。

☐ 1. 肌肤干燥时，可用喷雾方式补充化妆水。

☐ 2. 因日晒而疑似长出斑点时，可以只在斑点部位涂抹美白精华液。

☐ 3. 颧骨周围长出圆形斑点，所以服用治疗肝斑的药物。

☐ 4. 在家里去角质来改善肌肤暗沉。

☐ 5. 可利用按摩延展令人在意的皱纹。

☐ 6. 为了预防皱纹，注意不要扭曲脸部。

☐ 7. 利用美颜器导入离子来改善皱纹和肌肤松弛。

☐ 8. 为了改善毛孔松弛，使用含维生素 A（视黄醇）的护肤品。

☐ 9. 针对眼睛下方的黑色黑眼圈，最好的治疗方法就是睡眠。

☐ 10. 长面疱时，必须以素颜度日。

答案 & 解说

1. X　对付干燥问题，需要用含神经酰胺等保湿成分的护肤品。化妆水的水分会随时间逐渐蒸发，效果只是暂时性的。　2. X　日晒造成的斑点不会因使用美白护肤品而消失。美白护肤品可作为预防斑点的措施来涂抹全脸。　3. X　肝斑不是圆形的。圆形的斑点大多是老人斑，治疗肝斑的药物对老人斑无效。　4. ○　去角质能清除老旧角质、促进肌肤代谢、改善肌肤暗沉。　5. X　用力拉扯肌肤会使胶原蛋白受损，导致皱纹加深。　6. ○　稍微做点儿表情也可能导致皱纹出现。7. X　以离子导入维生素 C 诱导体等成分，能使肌肤渗透力增强数十倍。　8. X　维生素 A（视黄醇）有助于增生胶原蛋白。　9. X　黑色黑眼圈是眼睛周围的皮肤松弛形成的"影子"，和睡眠不足形成的黑眼圈不同。　10. X　防紫外线是绝对必要的，只要抹上粉状粉底或蜜粉即可。

Part 3

全身检视，锁住青春！

抗老化专属的
身体和头发保养

进行脸部保养的同时必须彻底进行的是
身体和头发的保养。
干燥粗糙的手、干燥龟裂的脚后跟、毛躁凌乱的头发……
任何一项都能让你看起来比实际年龄更老

你是如何进行
身体和头发保养的

Q 你平常进行头发保养时，会注意什么？

会向上帝请求"治好我乱翘的头发吧"

会使用滋润型的洗发水

以染发剂处理白发

按摩头皮，促进血液循环

吉木老师的小叮咛

不只是头发本身，连头皮周围都要一并考虑。请记住：切勿用力拉扯头发，且吹风机的温度不要过高等。另外，肌肤和头发会受到睡眠和饮食等的影响。

洗澡时所做的抗老化保养是什么?

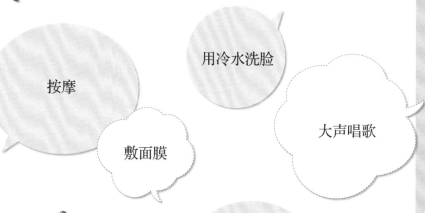

按摩

用冷水洗脸

敷面膜

大声唱歌

按压穴位

半身浴

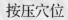

吉木老师的小叮咛

用冷水洗脸可能会导致脸部泛红，出现红血丝。洗澡是一件令人愉快的事情，可以在边上摆放喜爱的物品或使用有香味的沐浴盐等。找到自己专属的疗浴方式，有助于抗老化保养。

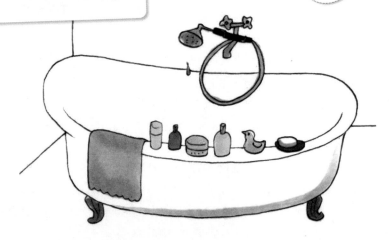

2011年4月，日本主妇之友社对36位20~49岁的女性所进行的问卷调查的结果。

给总是这样做的你　✕　每天都用满满一堆泡沫清洗全身

> *Dry Body*
> 身体干燥

绝大多数人
都过度清洁身体，
这就是身体干燥的原因

认为每天都要用满满一堆泡沫清洗全身的人似乎很多，其实这样做会清洗过度。用泡沫清洗的主要目的是去除皮脂、污垢。附着在身体表面的灰尘等只用热水冲洗即可彻底清除，因此皮脂较少的手臂或腿部等处，没必要每天用肥皂清洗。

不必每天都
用肥皂清洗手臂和腿

皮脂最多的部位是头皮，其次依序是脸部、背部、胸口。为了预防身体干燥，清洗时必须考虑皮脂的分泌量，皮脂较多的部位需彻底清洁，而较少的部位简略冲洗即可。另外，清洁身体的毛巾不要使用尼龙材质的，最好选择对肌肤温和的棉质品。

需要每天都用肥皂清洁的部位是皮脂较多的背部及胸口，可把肥皂抹在毛巾上揉搓出泡沫，每天清洗 1 次；而手臂和腿部等皮脂较少的部位，约每 3 天洗 1 次即可。当然，这只是基本的清洗方式，可配合肤质、年龄、季节等略作调整。所以，每天都用泡沫清洗全身并不见得一定对肌肤有益。

清洗身体的基本做法

背部
皮脂分泌量较多的部位。需每天用肥皂和棉质毛巾清洗。

胸口
胸口的皮脂分泌量仅次于背部。需每天用肥皂清洗。

手臂、腿部
皮脂分泌量较少的部位。清洗太过容易导致肌肤干涩或瘙痒。每2~3天以肥皂清洗1次即可。

干性肌肤的人
干性肌肤的人使用肥皂的清洗次数要少一些，背部和胸口的清洗频率可间隔一天，手臂和腿部1星期洗1次也行。根据肌肤状态随时调整。

point

别忘了足部护理

洗澡的时候，可别忘了保养脚。脚很容易流汗，而且被闷在丝袜或皮鞋等通气状态不佳的环境下，非常容易滋生杂菌。这些杂菌，正是脚发出异味的原因。一旦角质积存在脚上，杂菌就很容易增加。最好能使用足部护理专用的刷子，从趾缝到趾甲缝全部清洗干净。

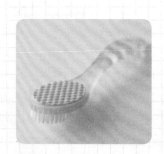

为维持肌肤水润，使用滋润型的沐浴乳

Dry Body
身体干燥

使用沐浴乳后的滋润感是一种错觉。使用沐浴乳反而会使肌肤更干燥

洗澡时用的沐浴乳，因给人一种好用又对肌肤温和的印象而受到欢迎。但是，自从沐浴乳普及以后，因清洗过度而肌肤干燥的案例却增加了。

首先，沐浴乳的主要问题是：因为它是液体，所以常有使用过量的问题。按压几下，沐浴乳就会流出来。稍微揉搓一下，很快就能搓出泡沫，因此沐浴乳非常好用。但是，不知不觉中沐浴乳就用了很多，肌肤反而变干燥了。资料显示，液体沐浴乳的洗净成分约是固体肥皂的 20 倍。

清洗身体时最好使用
固体肥皂

另外，液体沐浴乳的成分依产品不同而不同。其中，有含大量强劲洗净力的表面活性剂的产品。沐浴乳的成分很难通过外观辨识。即使是标榜对肌肤温和的产品，也可能是刺激性强的产品。

总体来说，洗澡时使用固体肥皂绝不会出错，因为固体肥皂远胜于含表面活性剂的产品。洗澡时用肥皂和棉质毛巾清洗身体，洗完澡后将保湿乳霜抹在手臂和腿部，做好洗澡前后的身体护理吧！

身体保湿护理的○与X

清洗身体时使用肥皂和毛巾

用棉质毛巾将肥皂揉搓出泡沫，轻轻地擦洗身体。和沐浴乳相比，肥皂产生的泡沫较少，但其去除污垢的效果很好。

洗澡后出现紧绷感时，可使用保湿乳霜等充分保湿

洗完澡后过了一段时间仍感觉肌肤紧绷时，可抹上保湿乳霜以保湿。建议选用能使肌肤柔嫩的含尿素产品。

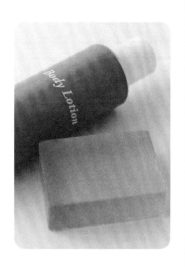

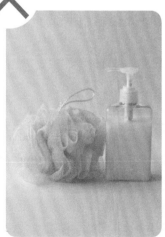

使用大量的沐浴乳

沐浴乳大多是按压式产品，一不小心就容易使用过量。其泡沫的触感虽然很像奶油，但它不是乳霜，而是洗净成分，这一点可千万别忘了。

刚洗好时感觉很滋润

虽然用沐浴乳刚洗完澡时感觉很滋润，但一段时间后肌肤就会变得干燥。

给总是这样做的你

很在意手部干燥，所以戴着手套入睡

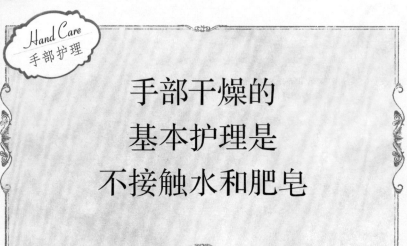

Hand Care
手部护理

手部干燥的基本护理是不接触水和肥皂

手部干燥，是多数女性亲身经历过的肌肤困扰。特别容易出现手部干燥的是频繁与水接触的人。肌肤干燥持续发展下去会使角质层紊乱，保护肌肤免受外部刺激的防御功能也会变弱。但是，日常生活中几乎所有的事情都需要用到手，我们根本无法完全保护肌肤免受刺激。因此，一旦出现手部干燥的症状，即使到皮肤科就诊也不太容易痊愈。所以，手部干燥变严重之前的每日保养是非常重要的。

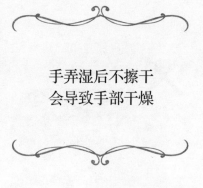

手弄湿后不擦干
会导致手部干燥

维持肌肤水润的神经酰胺等成分，会在手接触到水、肥皂、清洁剂等时流失，因此进行与水有关的工作时最好戴上橡胶手套。洗手乳也会使手部干燥恶化，建议用肥皂洗手，并注意不要洗得太频繁。洗手后最好立刻将手擦干，并以护手霜补充油脂。护手霜的保湿效果强，最好选择含具有软化角质功能的尿素产品。就寝时佩戴手套可能会使手闷热、痒，只要手上抹了充足的乳霜，可以不必再戴手套。

有助于预防、改善手部干燥的保养要点

Point

改善手部干燥的心得

① 不要直接以手接触水、肥皂、清洁剂。

② 肌肤上有水时需立刻擦干。

③ 进行与水有关的工作或洗手之后，需抹上护手霜来保养。

④ 出现撕裂伤、长水疱疹、肌肤裂伤和出血等情形时，需至皮肤科就诊。

进行与水有关的工作时戴上橡胶手套

进行与水有关的工作时，务必戴上橡胶手套。接触橡胶后手会痒的人，可先戴一层棉质手套。

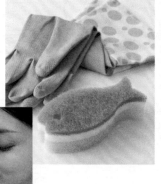

频繁涂抹护手霜

尿素有高保湿效果，建议使用添加尿素成分的产品。不过，尿素会渗进伤口内，因此当手部有伤口时，请使用凡士林等护手霜。

最好能养成按摩手部的习惯

抹护手霜时若能做些简单按摩，会有促进血液循环的效果。

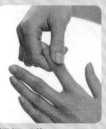

揉捏手指

待肌肤和护手霜融合后，从手指根部朝着指尖，分别揉捏每一根手指。

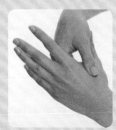

按揉两根手指中间

稍微用力一些，按揉每两根手指中间。

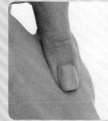

按揉手心和手上的穴位

按压合谷穴（手背侧，拇指和食指之间连接手心的位置），再按揉整个手心。

Bath Time
沐浴

在美容方面，
长时间沐浴的效果
不如充足的睡眠
和适度的运动

多数女性认为半身浴对美容有益处。所谓的半身浴，是把身体浸泡在温热的水中，且水深直达胸口的泡澡方式。这种沐浴方式会使人因长时间浸泡而出汗，被误认为有"能去除毛孔中的污垢而让肌肤干净、美丽"或"提升代谢能力来改善虚寒体质"等效果。

半身浴的美容
效果有限

汗的出口（汗腺）和毛孔（皮脂腺）是不同的孔穴，因此出汗的同时无法清除毛孔中的污垢。另外，泡澡后身体感觉温热的现象也是暂时的，只要经过一段时间体温就会降下来。而且若频繁洗半身浴，造成出汗过多，可能会使人体变得容易流汗，以致夏季时受汗斑或斑疹困扰。

泡澡对消除疲劳颇有助益，但不见得能带来多好的美容效果。如果以促进肌肤代谢为目标，相较于泡澡，肌肉训练更合适。肌肉训练能促进血液循环，也有助于改善虚寒体质，打造出易瘦体质。在保养肌肤与促进肌肤代谢方面，规律且充足的睡眠以及适度的运动远比半身浴来得更加重要及必要。

半身浴效果的○、△与✕

可去除毛孔中的污垢
汗腺和毛孔是不同的孔穴，因此出汗的同时无法去除毛孔中的污垢。

促进肌肤代谢
即使能促进血液循环、肌肤代谢，其效果也只是暂时的。要促进肌肤代谢，充足的睡眠更重要。

瘦身
减去的只是身体内的水分，而且无法从根本上提升基础代谢。

改善虚寒体质
泡澡时身体很暖和，但经过一段时间体温就会降下来。它不会使身体温热持续下去。

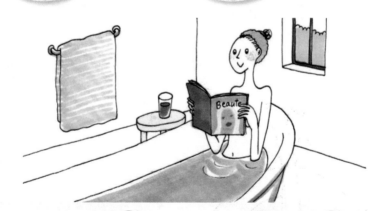

睡眠质量变好
能够让人熟睡的入睡时机是在已上升的体温开始下降时。入睡前泡澡可以改善睡眠质量。

放轻松
浸泡在36～39℃的温水中，能活化副交感神经，放松身体。

配合身体状况和目的
进行沐浴

想放松一下时，泡一个水温接近体温的澡。
相反，想提神时，
不妨试试水温稍微高一些，或几近寒冷的泡澡或淋浴吧！

在泡完澡后温热感还没消失前就寝

泡完澡后，尽早就寝。如果在身体尚处温热的状态下躺进被窝里，就可以更容易进入熟睡状态。

疲累的时候

可舒服地泡在约39℃的热水里。泡澡时间过长会消耗体力，最好将时间控制在30分钟左右。

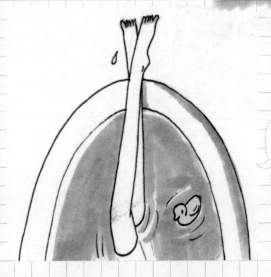

长时间泡澡请选在体力和时间都充足的时候。忙碌的平常日最好能让沐浴在短时间内完成，确保睡眠时间充足。

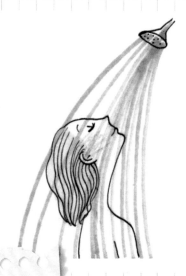

早晨外出前

以36～37℃温水快速淋浴。温水的刺激能使人清醒，也能让身体温热起来。

如果身体过度温热，洗澡后容易感到寒意，要注意！

想舒畅身心的时候

泡在稍微有点儿烫（约40℃）的热水里，在短时间内温热身体。稍烫的热水能刺激交感神经，有醒脑提神的作用。不过，浸泡太久（超过15分钟）会有反效果，要多注意。

为了达到瘦身效果，选用具有发汗功能的入浴剂

Bath Time
沐浴

只要你喝了水，
因泡澡流汗下降的体重
就会恢复原状

民间常说"出汗 = 代谢好"，所以像半身浴等能使人大量出汗的方式颇受欢迎。然而在医学上，排汗多并不等同于代谢佳。排汗量依体质会出现极大差异，如果以半身浴等方式进行排汗训练，汗便会流出来。但是，这只能单纯说是"流汗了"，称不上"代谢提升"。

**泡澡的功能是
清洁与放松**

代谢好，是指基础代谢（维持人体基本生命活动所需的最低能量消耗）很高之意。如果肌肉少，基础代谢就会下降，所以若要提升代谢，养成运动习惯以维持肌肉量才是最佳做法。就算利用半身浴大量排汗，也不代表代谢提升了，不会使身体变瘦。

泡澡的主要效果是消除疲劳与放松，这些效果间接地会对创造美丽肌肤有帮助。若想增强放松效果，使用入浴剂也是个好方法，建议选用含保湿成分的产品。可利用盐或碳酸来排汗瘦身等说法都是谣言。入浴剂顶多只是气氛方面的辅助品。

有助于提升放松效果的手工沐浴剂

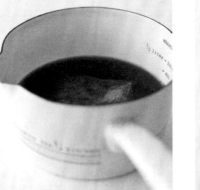

草药

把喜爱的草药装入茶包里，放进锅内，加水炖煮约20分钟，然后把汁和草药包放入浴盆内。

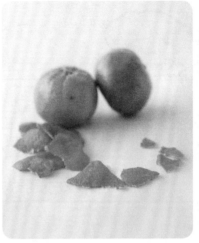

柑橘皮

把柑橘皮洗干净后撕碎，放在铺有厨房纸的盘子上，用微波炉加热，让它稍微干燥一些，然后用纱布等包裹后放入浴盆内。

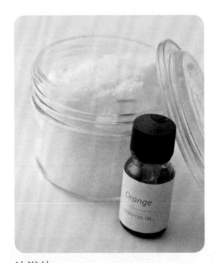

沐浴盐

把自己喜欢的精油滴数滴在粗盐上，然后混合均匀。有些精油的挥发性较强，所以一次滴入浴盆的量最好控制在5~6滴。

※ 某些精油不适合孕妇使用，请注意。

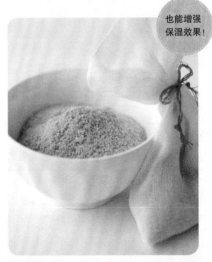

也能增强保湿效果！

米糠

把米糠密封在网眼较小的纱布袋里，再将它放入浴盆内。它有保湿效果，适用于肌肤干燥的时候。

给总是这样做的你

因指甲容易断裂，所以不剪指甲，
改以指甲专用锉刀稍微削磨

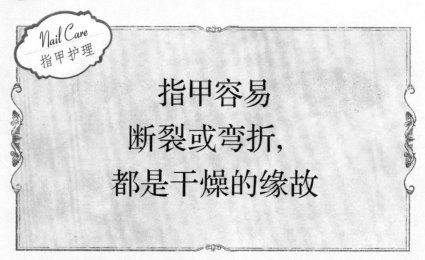

Nail Care
指甲护理

指甲容易
断裂或弯折，
都是干燥的缘故

指甲是皮肤的衍生物，其主要成分和角质一样，都是一种叫作角蛋白（Keratin）的蛋白质。角蛋白是纤维状的组织，并面向指甲呈纵向生长。剪断的指甲前端会有纤维裸露出来，所以指甲可能会从剪断后的生长端开始缺损或断裂。指甲的理想长度是和指头等长，太长容易缺损或剥落，太短可能会在长出来时发生变形。另外，

干燥的指甲
容易缺损

如果把前端修剪成圆形，指甲会因断面的面积变大而容易裂开。这和布料被裁剪成圆形后容易磨损的情形相同。

对于指甲护理，最重要的是防止干燥。干燥变硬的指甲容易因一点点轻微的刺激而缺损、断裂。修剪指甲可选在刚洗完澡，指甲含有充足水分而变得柔软时进行。修剪之后，再用磨指甲专用的锉刀把切口修整得圆滑一点。指甲断裂、缺损后，只能等待它重新生长。指甲不是活体组织，所以受伤的部位不会再生或不会恢复原本紧密联结的状态。因此，为了避免更大的缺损，最好先用指甲专用锉刀修整断面，再抹上透明的指甲油作保护。

指甲的构造

手指甲每天生长0.1毫米左右。

甲板

可大致分成三层，若层和层之间渗入了空气，则会出现甲床剥离症，指甲容易裂开或剥落。

甲上皮

即"甘皮"。具有保护甲弧影的作用。若鲁莽地把甲上皮剪掉，指甲会变得粗糙，也容易出现倒裂刺（肉刺）。

甲弧影

指甲根部的白色部分。水分较多，没有完全角质化。

Point

避免损伤指甲的基本护理

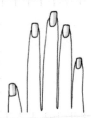

指甲缺损时做美甲护理

指甲部分断裂、缺损时，可能会从破损处逐渐裂损。缺损的部位请用指甲专用锉刀修整，让缺损处不至于凹凸不平，并在缺损处的断面涂抹美甲护理产品作保护。

不要留太长的指甲

请将指甲维持在和指头等长的状态。想留长时，请稍微修剪边角，让指甲呈方形。极端地剪成圆形或留下边角反而容易使指甲断裂、缺损。

为防止指甲损伤，先在指甲上涂一层护甲油

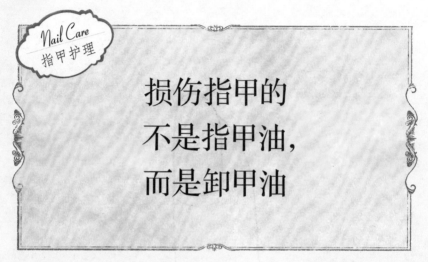

Nail Care
指甲护理

损伤指甲的
不是指甲油，
而是卸甲油

喜爱指甲艺术，但对指甲损伤烦恼不已的人似乎很多。对指甲容易造成影响的物品中，需特别留意的是清除指甲油或装饰用的假指甲所使用的卸甲油。指甲油或假指甲本身对指甲不会造成那么重的负担，但因为卸甲油有强烈的刺激性，所以减少使用卸甲油的频率是很重要的。另外，护甲油和指甲油属于同类物质，都不

卸甲油的刺激
会导致指甲干燥

具有防止指甲损伤的作用。有人说护甲油能防止指甲油的颜色沉淀到指甲内部，其实这也是谣言，透明无色的护甲油同样能让指甲呈淡黄色。

为了保护指甲，接触水后必须立刻把手擦干，并涂抹上护手霜。这时，也建议轻轻按摩指甲的根部。按摩指甲，不仅能使指尖的血液循环变好，还能促进指甲生长。另外，健康指甲必备的一种维生素是生物素（Biotin），补充生物素也是保护指甲的有效方式。目前市面上已有含生物素的营养品。另外，贫血也会使指甲变脆弱，请在日常生活中多摄取铁。

维持指甲健康的保养要点

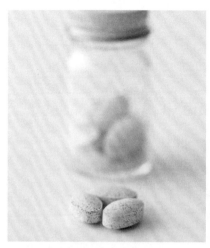

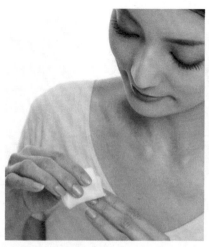

补充可让指甲健康的成分

对维持指甲健康有益的是与指甲主要成分角蛋白合成有关的一种维生素——生物素（Biotin）。如果同时摄取维生素C和整肠剂，可以提升生物素的吸收率。

避免过度使用卸甲油

卸甲油对指甲的刺激性很强。即使上面写明对指甲温和且"不含丙酮"等，但只要使用过量，一样会伤害指甲。

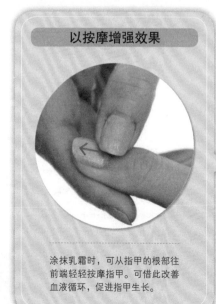

以按摩增强效果

涂抹乳霜时，可从指甲的根部往前端轻轻按摩指甲。可借此改善血液循环，促进指甲生长。

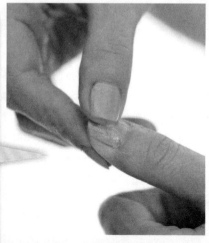

指甲也要抹护手霜来保养

指甲内的油脂会随着洗手或进行与水相关的工作而流失。为了补充流失的油脂，在手上抹护手霜时，连指甲也一并保养。

给总是这样做的你 | 想改善手肘和膝盖暗沉而使用美白护肤品

Knee & Elbow
手肘和膝盖

手肘和膝盖暗沉
其实由长久积存的
老旧角质所致

手肘和膝盖看起来暗沉、粗糙，由老旧角质堆积所致。如果用手托着脸颊并把手肘撑在桌面上，或用膝盖跪在地上等从外部对手肘和膝盖施加刺激的情形越多，这两个部位的角质就越容易变厚。因此，需要尽量避免这些行为，同时需要清除多余角质。干燥也是角质变厚的原因，请做好充足的保湿护理。

去除角质，彻底保湿

可在泡澡时每周进行 1～2 次手肘和膝盖的保养。将身体浸泡在浴盆内，待肌肤变得柔软后，以含磨砂颗粒的清洁用品按摩在意的部位。但摩擦太过也会容易使角质变厚，按摩时以手掌心温柔揉搓为宜。沐浴后应立即拭干，并用含尿素的乳霜保湿。尿素具有保湿和软化角质的作用，很适合用于手肘和膝盖的保养。手肘和膝盖是经常会受到外部刺激的部位，即使进行了保养，也会再次暗沉，因此对它们进行持续的定期护理很重要。

手肘、膝盖护理的○与X

○

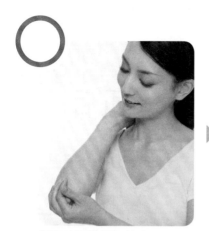

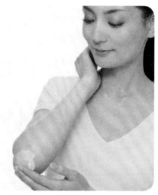

用磨砂颗粒进行按摩

洗澡时，用含磨砂颗粒的清洁用品轻轻按摩。如果找不到身体专用的产品，也可以使用洗脸用的磨砂洁面品。不过，脸部不宜使用磨砂颗粒产品。

用添加了尿素的乳霜来保湿

洗完澡后，应立即拭干，并抹上乳霜以保湿。建议使用含尿素的产品来达到使角质软化的作用。

X

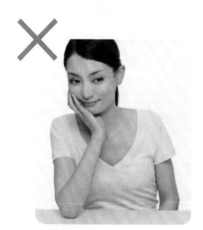

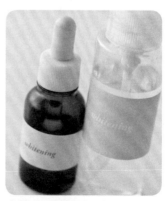

从外部施予刺激

从外部对手肘和膝盖施予刺激，比如手托着脸颊、用膝盖跪着等，会使角质变厚、变硬，平时注意不要对手肘和膝盖施加外力。

涂抹美白护肤品

美白护肤品的作用是抑制黑色素的生成。手肘和膝盖变黑不是因为黑色素过剩，故美白护肤品对改善手肘和膝盖暗沉难有成效。

Foot Care
脚后跟护理

去掉脚后跟处的角质后
若没有做好保湿，
可能会出现反效果

脚后跟粗糙也和手肘及膝盖暗沉一样，由老旧角质堆积所致。脚掌需经常承受全身体重，因此脚掌上的角质会变得肥厚，以保护肌肤远离站立或行走时的冲击或摩擦。角质是死亡的细胞，因此清除掉脚掌上变厚的部分对身体不会有影响。如果放任脚后跟粗糙不管，结果可能是角质肥厚的现象更加严重，甚至丝袜被刮破或粗糙处外皮裂开，有疼痛感。

利用浮石和含尿素的
乳霜来保养

建议每周在泡澡时进行一次脚后跟护理，利用细致的浮石清除变硬的角质。先将双脚浸泡在浴盆内，让角质软化；然后在脚后跟抹上肥皂，让摩擦更顺畅；接着用浮石像画圆圈般轻轻摩擦脚后跟。泡完澡后需立刻拭干脚上的水分，并用保湿效果好、能软化角质的含尿素的乳霜保湿。经常穿硬底鞋的人的脚后跟上的角质去除后会再度堆积，故这类人最好能经常做足部保养。

脚后跟护理的○与X

○

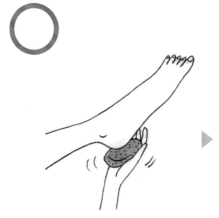 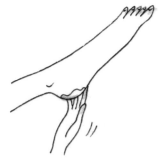

用浮石摩擦去角质

可在泡澡或足浴时待肌肤表面软化之后进行。在脚后跟上抹薄薄一层肥皂，用浮石画圆般轻轻摩擦。

用含尿素的乳霜保湿

拭干水分后，抹上含尿素的乳霜来保湿。尿素是乳霜中的保湿成分之一，有较好的保湿效果，也有助于预防角质肥厚。

X

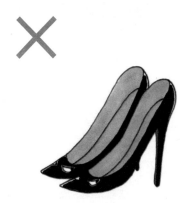 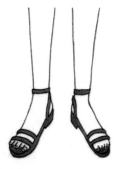

穿鞋底又薄又硬的鞋子

鞋底又薄又硬会对脚部造成强力冲击，容易引起脚后跟角质肥厚。鞋子以运动鞋最为理想，穿高跟鞋时，请选用具有缓冲性的鞋垫。

赤脚穿凉鞋

脚后跟角质肥厚由干燥或外部施力所致。赤脚容易使肌肤干燥，且会使行走时的冲击感更强烈，从而容易导致脚后跟角质肥厚。

很在意背上的面疱，
所以用刷背用的毛巾用力刷洗背部

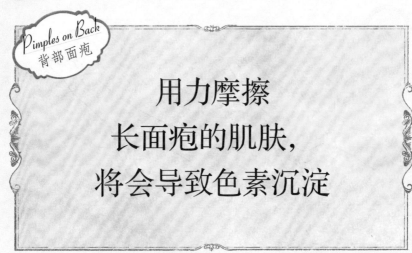

Pimples on Back
背部面疱

用力摩擦
长面疱的肌肤，
将会导致色素沉淀

背部和胸口是身上皮脂腺较发达的部位。皮脂分泌较多，分泌皮脂的部位就较容易出现面疱。预防、改善面疱的基本做法和保养脸部的方式一样。除了保持肌肤清洁外，还需要调整生活作息。

身体长面疱时请用毛巾和肥皂温和地清洗

一长出面疱，有些人就会用硬质尼龙毛巾或身体沐浴刷用力刷洗身体。然而，用力摩擦肌肤会伤及长出面疱的部位，进而导致色素沉淀。因此，身上长面疱时，请用棉质毛巾温和地清洗。沐浴乳中的油脂等成分经常会残留在肌肤上，最好改用简单的沐浴用肥皂。先用洗发水洗头，再清洁身体，也很关键。这是为了避免冲洗头发时有洗发水成分残留在肌肤上。

另外，汗水及衣物对肌肤造成的刺激也会引起面疱或使面疱恶化。在经常流汗的季节，最好能频繁淋浴，维持肌肤清洁；外出时，也最好能频繁擦拭汗水。直接接触肌肤的衣物，以肌肤触感佳的棉质等为最佳。蕾丝等会刺激肌肤，引起面疱，最好选择简单材质的衣物。

背部面疱护理的基本做法

穿着肌肤触感佳的内衣

衣物刺激是面疱恶化的原因之一。对于接触肌肤的衣物，需选择肌肤触感舒适且透气性佳的棉质品等。

以肥皂和毛巾轻轻清洗

清洁用品以不含多余成分的简单的沐浴用肥皂为最佳。以棉质毛巾揉搓起泡后，再轻轻擦洗。

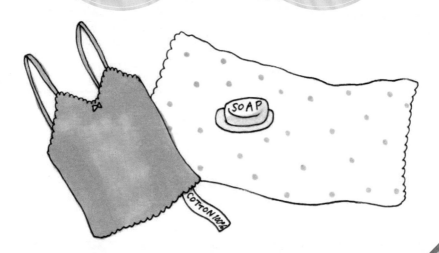

调整生活作息

背部面疱也和睡眠不足或压力大等所造成的激素失调有关，最好重新检视生活方式，调整身体状态。

Point

以去角质进行痘疤护理

痘疤残留时，可通过去角质来改善。可先尝试以添加AHA的护肤品在家里去角质，倘若效果不明显，再前往皮肤科护理。

想瘦大腿，
因此以按摩保养法来消除橘皮组织

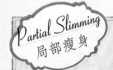

Partial Slimming
局部瘦身

消除局部脂肪非常困难，锻炼肌肉才能打造出紧致、苗条的身体曲线

很多人希望手臂、腿部、腹部等局部瘦下来，但实际上局部瘦身是非常困难的。局部燃烧脂肪，通常不会在人体内发生。此外，囤积脂肪的部位会随着年龄增长而有所变化，且机制不明。

无法燃烧局部脂肪

经常听到有人说"脂肪附着且难以消除是由橘皮组织形成所致的"，然而，橘皮组织出现在超过80％的女性身上，即使本身不胖也同样可能有橘皮组织形成。

因此，很多人对"瘦不下来的原因是橘皮组织的形成"的这种说法持怀疑的态度。

市面上有许多可去除橘皮组织或脂肪的美妆品、工具，然而通过从外部涂抹什么或稍作按摩就能消除脂肪的这种说法在医学上是没有根据的。若没有进行脂肪吸引或脂肪溶解等医学治疗，要局部瘦身是很困难的。

不过，就算无法达到局部瘦身，只要锻炼肌肉，一样能使身体曲线变美丽。例如，可通过转动上半身的体操锻炼腹斜肌，达到塑造腰部曲线的效果。

锻炼肌肉以塑造紧致身材

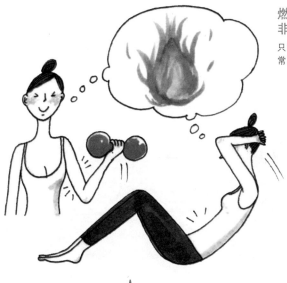

燃烧局部脂肪非常困难

只集中减少特定部位的脂肪非常困难。

塑造纤细的体态推荐运动

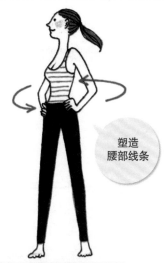

塑造腰部线条

转动上半身

以站姿把双脚张开，与肩同宽，转动身体。脚尖和腰部不动，仅上半身转动。

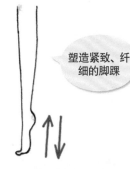

塑造紧致、纤细的脚踝

提起脚后跟

站立，伸展背肌，将脚后跟缓慢地提起、放下。放下脚后跟时，脚碰到地板才停住。

用拔毛夹把杂毛一根根拔掉

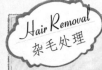

Hair Removal
杂毛处理

拔毛对肌肤的伤害最严重，请尝试其他方式

　　杂毛的居家护理通常是拔除或刮除，不管选用哪一种，都会对肌肤造成伤害。其中，对肌肤伤害特别大的是拔除。因为拔毛等同于扯断或撕裂皮肤的一部分。毛根是活体，且和皮肤相连，因此拔毛时会有疼痛感，甚至毛孔深处会有出血现象。另外，由拔毛引发炎症、化脓或色素沉淀的情形很多，需要多注意。

拔毛对肌肤的
伤害极大

　　除毛引起的肌肤问题不只包括当时立刻出现的问题，也包括在数星期后出现的炎症（大多数人不会想到这是由除毛引起的）。另外，重复除毛会使毛孔内累积多处损伤，之后若以同样方式继续除毛，也可能突然引发肌肤问题。除毛的工具有拔毛夹、除毛贴布、除毛腊、除毛器等。使用前要先了解它们各自的优缺点，尽可能挑选对肌肤温和的方式。

拔毛工具与特征

种类	特征
拔毛夹	用拔毛夹把毛一根根拔除。长期持续使用会使皮肤变硬或斑点形成。皮肤下方可能出现"毛发内生"※，并出现炎症 ※ 毛发内生是指毛发倒卷而刺进皮肤或沿着表皮下层生长。常见于除毛后的皮肤，偶尔会伴有毛囊炎
除毛贴布	将专用除毛贴布贴在想除毛的部位，在剥除贴布时，毛发会被一并拔除。可以一次处理较大的范围，但通常不只剥除毛发，连角质也经常一起被剥除，因此这种方式对肌肤的损伤很大
除毛腊	在肌肤上涂抹除毛腊，等腊变硬之后剥除。也有和除毛贴布类似，抹有除毛腊的贴布。与拔毛夹相比，除毛腊可以温热肌肤，对肌肤的损伤较小，但一次性除毛范围广，因此发生问题时损伤极大
除毛器	与拔毛夹相比，电动除毛器对肌肤较温和。也有使用光的除毛器产品，不过家用型的机器都没有永久除毛的效果

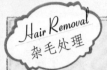

Hair Removal
杂毛处理

刮毛刀选用可更换刀片的款式，并在刮除双臂、双腿上的毛发后更换刀片

刮毛处理法对毛孔的伤害比拔毛小，且这种方法操作简单。不过，它们仍可能伤及肌肤表面，使肌肤表面变红，令人有刺痛感等。为防止这类问题的出现，选择适合自己肌肤的工具，这是很重要的。

刮除杂毛的工具有安全刮毛刀和电动除毛刀两种。安全刮毛刀的优点在于能自由控制接触肌肤的强度和方向等。考虑到刀片品质的好坏，可更换刀片的产品会比抛弃式更好。刮毛前先在肌肤上涂抹乳液或肥皂，并在刮除双臂、双腿上的毛发后更换刀片，因为刀片不锋利会损伤肌肤。电动除毛刀的优点在于能够深入并只切断毛发，损伤肌肤的概率较低。不过，它可能会因肤质不同引起刮毛不适。至于要选择哪一种类型的除毛工具，最好观察使用时的肌肤状态后再决定。刮毛后会出现肌肤干燥、瘙痒的人，建议使用电动除毛刀。毛孔像鸡皮疙瘩一样的人，使用电动除毛刀容易损伤肌肤，最好使用安全刮毛刀。

配合肌肤状态
选择适合自己的工具

刮毛工具与特征

种类	特征
安全刮毛刀	能轻松调整施力大小。除了抛弃式刮毛刀外，也有可替换刀片的款式。刀片不锋利时容易损伤肌肤，因此使用者需要频繁更换刀片
电动除毛刀	能拉出毛孔中的毛发并将其切断，能刮除深处毛发，效果维持时间较长。不过，可能有肤质不适用的问题

配合肌肤状态选用工具

毛孔隆起呈颗粒状
毛孔像鸡皮疙瘩一样。

▼

建议选用
安全刮毛刀

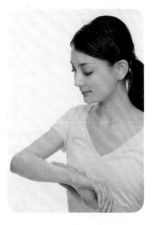

肌肤干燥、瘙痒
以安全刮毛刀除毛后，出现肌肤干燥、瘙痒的现象。

▼

建议选用
电动除毛刀

※ 由于肌肤状态和身体状况，除毛后可能出现肌肤问题。
除毛时请参考第130～131页的基本做法，谨慎除毛。

Column

处理杂毛的基本做法

处理杂毛都会损伤肌肤。
为了把损伤控制到最小限度，必须遵守以下几点。

① 清洁肌肤后再除毛

处理杂毛时会在肌肤上造成细微损伤。为了避免
细菌从伤口进入体内，需用肥皂清洗除毛的部位
以保持清洁。

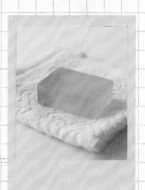

② 温热肌肤

肌肤和毛发都会在温度下降时变硬，从而难以处
理。可在刚洗完澡等肌肤温热的时候除毛，或在
除毛前先用热毛巾温热肌肤。

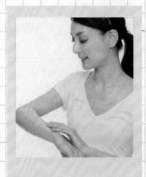

③ 涂抹乳液或肥皂

以安全刮毛刀除毛时，可在要除毛的部位涂抹
乳液或轻微揉搓起泡的肥皂，使除毛的过程更顺
畅。若选用电动除毛刀，则不需要这样做。

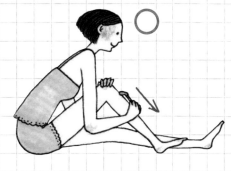

④ **逆向刮毛需适可而止**

刮毛时必须顺着毛发生长的方向
操作。逆着毛发生长的方向刮
毛虽然会刮得比较干净，但会损伤
肌肤。

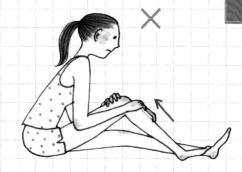

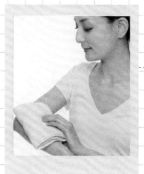

⑤ **除毛后需充分冷却**

处理杂毛后，肌肤容易因受到刺激而出现炎症。因
此，除毛结束后，应将用水冷却过的干净毛巾覆盖
在除毛的部位，静候一段时间，让肌肤冷却下来。

 切勿在身体状况不佳时除毛

身体状况不佳时除毛容易引起肌肤问题，
且受损肌肤的复原速度也会趋缓。
生理期间、睡眠不足或感冒等因素
致使身体状况极差时，切勿除毛。

永久除毛的Q & A

只要方法正确，就能处理好杂毛。
下面将介绍主要的两种方法，
一起来了解它们各自的特征和效果吧！

Q 永久除毛法
都有什么？

Q 电疗除毛法的
特征是什么？

A 可大略分成两种

永久除毛法主要有以下两种。

1 使用光的方式
除激光除毛法以外，还有光子除毛法等。
这是对毛发黑色部位进行光照射，烧灼毛
和毛根的方式。

2 电疗除毛法
也称作电针除毛法。这是先在毛孔内放入
电极针，再通电，让电流破坏毛囊，从而
达到永久除毛的方法。

A 在毛孔扎针，让电流通过

电疗除毛法是在毛孔内插入细针，让电流通
过以破坏毛根的方法。该方法的优点在于对
肌肤表面不会造成损伤，适用于任何肤质。
这种方法可将杂毛一根根处理掉，适用于杂
毛不多的情形。其缺点在于处理时间长，且
处理前必须把毛伸展到某种程度。此外，其
疼痛感也比激光除毛法更加强烈。

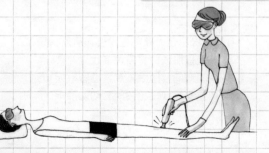

激光除毛法的特征是什么?

用激光烧灼毛根

激光除毛法是对毛发黑色部位进行激光照射以烧灼毛根的方式。其优点在于能短时间处理大范围。不过，若肤色太深，则这种方法可能会引发烫伤，因此不适用于深肤色的人或日晒太过的人。另外，为防止烫伤而将激光能量调至过小将无法得到充分除毛的效果。使用激光以外的光除毛法，如光子除毛法等也已逐渐普及，但使用激光的效果似乎更好。此外，只有医疗机构能够使用激光。

肌肤脆弱的人不可以能进行永久除毛吗?

只要在正规的诊所、由专业医生正确操作就可以

只要操作正确，不需自己另行处理，因此相对而言除毛后的肌肤问题可大幅减少。肌肤较脆弱而感到不放心的人，请到有专业医生的诊所除毛。

永久除毛有哪些注意要点?

要是技术尚未纯熟极可能引发后续肌肤问题

使用电疗法除毛法时，如果操作者技术不纯熟，可能会使疗程耗时过长或在肌肤表面造成烫伤。使用激光等光的方式除毛时，光太强烈会导致烫伤，光太弱又无法减少毛发，而且问题可能不是在第一个疗程后出现，而是在第三、第四个疗程后出现，必须多注意。尤其是腋下除毛，曾有使用激光或光子除毛后引发多汗症的案例。为了避免这类问题，最好能让医生在仔细确认肌肤和毛发的状态后再定除毛计划。

能够真正的"永久"除毛吗?

效果视方法而异

永久除毛法中效果最好的是电疗除毛法。使用激光或光子的除毛法无法保证能完全消除毛发，有时候可能仅减少一定量的毛发。

很在意头发稀疏的问题，
因此选用对头发温和的无添加洗发水

Hair Care
头发护理

头发稀疏的原因，
有年龄增长、贫血、
血液循环不佳等

自35岁起，感到头发减少、变细、失去光泽的人不少。头发随着年龄增长而减少主要由体内激素变化所致，且与遗传性体质有很大关系。此外，贫血或生活作息紊乱也和头发状态息息相关，因此重新检视生活作息和饮食的营养均衡也非常重要。而洗发水内含有的硅成分和洗后残留的皮脂皆会阻塞毛孔使头发掉落等说法都是谣言。

随着年龄增长，
头发也会出现变化

　　另外，头发干涩是由覆盖在头发表面的毛鳞片（毛表皮）被剥落，使头发内部的水分被夺走而造成的。发质受损的原因很多，较广为人知的是烫发、染发，以及吹风机等发妆器具的过度使用。以烫发或染发为例，为了让药剂渗入头发，必须先破坏毛鳞片，这样发质必然会有所损伤。而吹风机或离子夹会对制造头发的角蛋白施予热损害。因此，控制烫发或染发的次数，避免在短时间内频繁使用吹风机等器具等，花些巧思，少让头发受损。

毛鳞片的保养要点

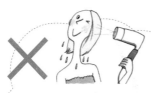

切勿用吹风机的强风吹湿头发！湿头发表面的毛鳞片会浮起，此时头发最容易受到损伤。

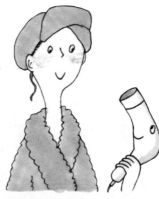

吹风机离头发远一点

以毛巾充分擦拭过头发后，再用吹风机吹，且吹风机的出风口需远离头发约20厘米。头发干了后温度会突然上升，因此吹干之前最好切换成冷风。

使头发远离紫外线

暴晒在紫外线下，会使毛鳞片受损。在屋外时可采取戴上帽子、束起头发、使用头发专用的UV防护产品等方式来保护头发。

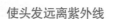

针对头发稀疏的保养措施

摄取铁

也有贫血致使头发减少的情形，最好能通过日常饮食多摄取铁。检验结果不贫血，但有潜在的缺铁性贫血危险的人也不少。

调整生活作息

头发状态也会受到生活习惯的影响。建议早睡早起、饮食均衡，以培育健康的头发。

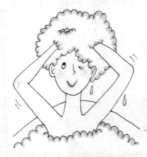

促进头皮的血液循环

头皮的血液循环不佳也是头发稀疏的原因之一。绑头发时，注意不要用力拉扯头皮。另外，按摩头皮有助于改善头发稀疏。

头发的构造

头发

头皮

健康的头发含有10%~12%的水分。

毛母细胞之间有制造黑色素的黑色素细胞，所以头发会变黑。

皮脂腺
位于真皮内的囊泡状结构。

毛母细胞
毛母细胞分裂后成为新发的细胞，被推往肌肤上方。

毛乳头
位于毛的根部，会制造出新的头发。

毛髓质
位于头发中心，其主要成分是柔软的蛋白质。

若毛发的断面呈圆形，则为直发；若毛发的断面呈蛋形或椭圆形，则为卷发。

毛皮质
主要成分是蛋白质的一种——角蛋白（Keratin），占头发的85%~90%。呈纤维状构造，内含的黑色素分量及种类可以决定发色。

头发的直径为0.05~0.15毫米。自25~30岁起头发开始逐渐变细。

毛鳞片（毛表皮）
4~10片由硬蛋白质形成的透明鳞片状物质重叠而成。1片的厚度约0.005毫米。具有保护头发内部远离外部刺激的作用。

毛发周期（Hair Cycle）

全身的毛发都依照以下循环周期反复生长及脱落。

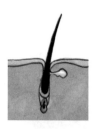

成长期

旧发从毛根脱离后，新发在毛乳头生成，开始延伸。新发成长后，旧发便从毛孔处被推挤出来，自然脱落。

▼

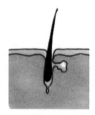

退化期

成长期结束后，毛乳头的细胞将会停止分裂，毛发不会再继续生长。毛发的根部开始退缩，脱离毛囊基质细胞。

▼

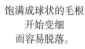

饱满成球状的毛根开始变细而容易脱落。

休止期

毛母细胞开始制造新发，而旧发则进入休眠状态。

头发能够长到多长？

虽然有个体差异，但头发每天生长0.3~0.5毫米，一个月生长约1厘米。头发的成长期为3~5年，退化期为2~3星期，休止期为几个月。换言之，头发的寿命顶多5年。男性头发只能长及腰，女性头发可长及足部。女性的头发能够长得比较长，是因为女性体内的激素，且女性的头发成长期比较长。

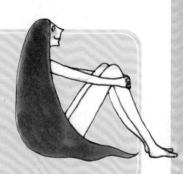

头皮屑突然增加，
所以比以往更频繁地使用洗发水

Hair Care
头发护理

头皮屑突然增加大多是由头皮的皮肤炎引起的。应至皮肤科接受治疗

头皮屑是头皮的角质层变成污垢后剥落的物质。和其他部位的肌肤一样，头皮也有代谢周期，所以有少量头皮屑并不算异常。不过，如果头皮屑的量突然增加，而且用洗发水清洗后头皮屑仍相当明显时，则可以认为头皮有问题。出现大量头皮屑或头皮瘙痒等大多是因为脂溢性皮肤炎。这是由皮脂分泌失调或免疫力下降等因素引起的。

除了保养头皮以外，
也需要调整生活方式

护理脂溢性皮肤炎的基本做法是让头皮清洁。洗发水可每天或隔天使用，并选择弱刺激性的洗发水，以指腹轻柔地清洗。头皮干燥会使头皮屑增加，注意在吹头发时不要直接用吹风机的热风对着头皮吹太久。当头皮干燥非常严重时，也可使用山茶花油等产品来保湿。

头皮屑或头皮瘙痒严重时请至皮肤科就诊。如果确诊为脂溢性皮肤炎，可用药膏治疗。同时，重新检视饮食等生活方式也非常重要。需坚持营养均衡的饮食方式，避免过度食用油腻或刺激性强的食物。

有头皮屑问题时的保养要点

头皮干燥严重时充需分保湿

头皮干燥时，可用山茶花油保湿。用指尖取少量的山茶花油，轻轻按摩头皮，让山茶花油和头皮融合。

保持头皮清洁

以弱刺激性的洗发水每天或隔一天清洗头发。用指腹轻轻按揉头皮，然后彻底冲洗干净。

重新检视饮食等生活方式

以每天食3餐，坚持营养均衡的饮食方式为基本原则。需注意避免食用太多会导致皮脂分泌过剩的油腻或刺激性强的食物等。

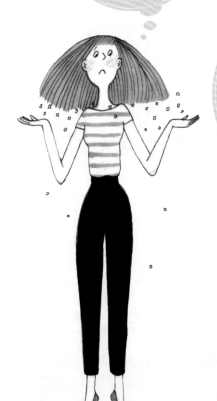

Point

症状未得到改善时请至皮肤科求诊

重新调整饮食等生活方式并进行头皮护理后，头皮屑多等症状仍未得到改善时，请至皮肤科接受治疗。只要头皮屑多的原因是脂溢性皮肤炎，就可用药膏来控制症状，不过根治可能需要数年。

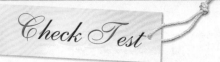

针对抗老化进行的身体和头发保养

下面有 10 个关于身体和头发保养的问题，
正确的请画○，错误的请画 X。

---

1. 为了防止干燥，用肥皂清洗手臂或腿部时需间隔 1~2 日。

2. 手部干燥时要彻底洗手，以免细菌侵入。

3. 为了排出毒素、创造美丽肌肤，每周进行一次半身浴。

4. 以泡澡出汗来达到瘦身效果。

5. 为了保护指甲，洗手后要连指甲也一并抹上护手霜。

6. 很在意手肘暗沉，所以涂抹美白护肤品。

7. 脚后跟的角质用浮石摩擦去除，并涂抹保湿乳霜以保养。

8. 处理杂毛时，要顺着毛生长的方向刮除。

9. 处理杂毛时，要先温热肌肤。

10. 彻底洗头以免毛孔被皮脂阻塞是头发稀疏的原因。

答案 & 解说

1. ○ 手臂和腿部几乎没有皮脂释出，最好能控制肥皂的使用频率。 2. X 清洗太过会使手部干燥恶化。 3. X 毒素不会随着汗排出。 4. X 身体不会通过排汗瘦下来。 5. ○ 可用乳霜补充从指甲流失的油脂成分。 6. X 手肘暗沉不是因为斑点，用美白护肤品保养无效。 7. ○ 重要的是去除角质后的保湿。建议使用含尿素的乳霜。 8. ○ 若逆着毛发生长的方向刮除，对肌肤的刺激较强。 9. ○ 温热肌肤，让肌肤和毛发都变软，则损伤较少。 10. X 没有由皮脂残留导致头发变少的情形。头发稀疏的原因包括遗传性体质、年龄增长等因素。

Part 4

真正的抗老化从体内开始！

能让人变美的饮食

每日的健康饮食是身体强健的基础。
用护肤品从体外进行肌肤护理的同时，
也别忘了以营养均衡的饮食从体内保养身体！

关于每日饮食，
你会注意什么

Q 为了美容与健康，你会积极摄取的有哪些?

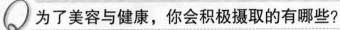

大豆制品　　　　　　鸡翅　　　　　　　酸奶

生姜　　　　　蔬菜类　　　　　芝麻　　　　　等

Q 为了美容与健康，你会忍耐不吃的有哪些?

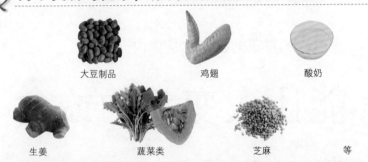

炸鸡块　　　　　零食点心　　　　　蛋糕

肉类　　　　　坚果　　　　　泡面　　　　　等

吉木老师的小叮咛

鸡翅不会转变为肌肤的胶原蛋白，而且其中的脂肪较多，最好适量摄取。另外，不吃肉类也是错误的观念。低脂肪的肉（鸡胸肉、猪里脊等）是对美容有益的蛋白质来源。

Q 你一天摄取多少水?

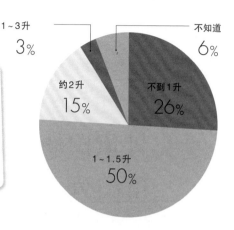

1~3升
3%

不知道
6%

约2升
15%

不到1升
26%

1~1.5升
50%

吉木老师的小叮咛

水分摄取过多时,可以只在感觉渴的时候缓慢地饮用一些温的饮品。

Q 外食的时候,你会注意些什么?

不要吃太多

大量摄取蔬菜

仔细确认热量

调整用餐前后的分量

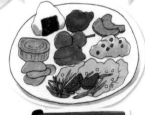

不摄取糖类

吉木老师的小叮咛

除了不要摄取过多的脂肪和糖类以外,也需要注意盐分的摄取量。外食时较容易摄取过量的盐分。需格外注意的是面类、咖喱、寿司等。

2011年4月,日本主妇之友社对36位20~49岁的女性所进行的问卷调查的结果。

为了减肥与呵护肌肤，尽量不食用肉类

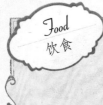

Food
饮食

把热量低
且蛋白质丰富的
鱼肉列入饮食中

询问女性"是否有注意饮食"时，回答"会尽量避免食用肉等油腻食物"的人很多，但肉不见得一定都油腻。依照肉的种类和部位，其热量及脂肪含量有极大差异。

蛋白质是肌肤
需要的营养物质

肉和鱼等食物含有丰富的蛋白质，这是肌肤需要的营养物质。胶原蛋白的形成需要氨基酸，而氨基酸是由饮食中摄入的蛋白质在体内分解而成的，所以每天最好能摄取约 100 克的肉或鱼。

如果在意体重，那么应该注意的是糖类，如面包、米饭、面类、甜食等容易转换成脂肪的食物。喜爱这类食物的女性很多，减肥时请尽量不吃这类食物。

减少糖类的摄取量不太会对身体造成损害。因为糖类很容易转换成能量，因此有"最好早上摄取糖类"等说法，但若经常摄取足量的糖类，体内的脂肪便永远不会减少。

蛋白质的摄取方式

蛋白质 ➡ 是制造紧致肌肤所需的胶原蛋白的营养物质。
每天都要摄取 100 克含丰富蛋白质的肉或鱼。

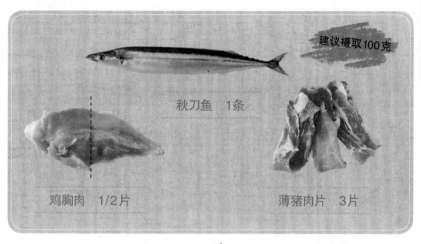

建议摄取100克

秋刀鱼　1条

鸡胸肉　1/2片

薄猪肉片　3片

很在意热量的话……

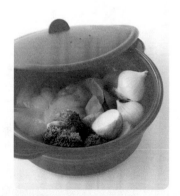

采取不用油的烹调方式

每克油脂有 9 卡（1 卡约等于 4.18 焦耳）热量，所以油脂属于高热量物质。可通过汆烫、用烤盘煎烤、蒸食等不用油的方式烹调。

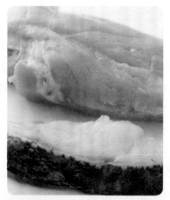

选择脂肪较少的种类、部位

鱼类中，白肉鱼的热量会比青鱼（蓝背脊的鱼）低。肉类可通过去除脂肪部分，如剥除鸡皮等来大幅减少热量。

给总是这样做的你

为了有效地摄取维生素，
因此尽量生食蔬菜

Vegetable
蔬菜

能以生菜沙拉方式
食用的蔬菜种类
没有那么多

食用生的蔬菜让人感觉很健康，因此以吃生菜沙拉或喝蔬菜果汁补充维生素的人似乎很多。然而，比起生的蔬菜或果汁，建议选择温热的蔬菜。

以食温蔬菜来
大量摄取各种蔬菜

一日所需的蔬菜建议量为 100 克的黄绿色蔬菜和 200 克的浅色蔬菜。食用这些量的生蔬菜是件非常困难的事，而且能够生食的蔬菜种类有限，经常用来制作沙拉的莴苣和小黄瓜等中水很多，维生素和膳食纤维都很少。此外，食生蔬菜会使身体变凉也是个问题。直接喝市售蔬菜汁的人也很多，但这些蔬菜汁在包装成盒状前通常已被加热过，维生素已被破坏掉了。为从蔬菜中摄取充足的营养物质，少食用加热过的散装产品，多食用各种蔬菜。保存食物中维生素的诀窍是避免将食材长时间浸泡在水中，且加热过程需在短时间内完成等。另外，黄绿色蔬菜含有丰富的 β - 胡萝卜素（它会在体内转换成维生素 A），若搭配油一起烧，则其吸收率会有所提高。

保护美丽肌肤之蔬菜的摄取方式

浅色蔬菜　200克

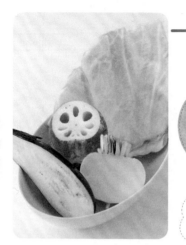

黄绿色蔬菜　100克

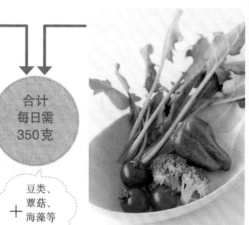

合计
每日需
350克

豆类、
蕈菇、
+ 海藻等
50克

指黄绿色蔬菜以外的蔬菜。其中β-胡萝卜素较少，但维生素、矿物质、膳食纤维等较丰富。这类蔬菜是维持健康与创造美丽肌肤不可缺少的食材。

黄绿色蔬菜，是指每100克内β-胡萝卜素有600微克以上的蔬菜※。β-胡萝卜素能消除体内的活性氧，具有延缓肌肤老化的作用。

※ 番茄等食材中的β-胡萝卜素的含量低于标准值，但一次的食用量多，因此偶尔会将它归类为黄绿色蔬菜。

温性、寒性食材

中医认为，食物有使身体温热或冷却的作用。据此可将食性分为温性、寒性，以及不属温性或寒性的平性等类型。虚寒体质的人，应注意避免摄取过量的寒性食材。食用寒性食材时，最好能搭配温性食品一起食用。

温性食材：
韭菜、生姜、南瓜、青鱼、牛肉、鸡肉、黑砂糖等。

寒性食材：
莴苣、番茄、柑橘类、柿子、荞麦面、白萝卜、白砂糖等。

为了保养肌肤，要食用富含胶原蛋白的食品

Collagen
胶原蛋白

从食品摄取的胶原蛋白不会直接成为肌肤的胶原蛋白

胶原蛋白是占真皮约 70％ 的物质（按真皮去除水分后的干燥重量计算）。胶原蛋白是蛋白质的一种，是如同橡胶般有弹性的纤维。它在肌肤中呈网络状分布，维持肌肤紧致，然而一旦它因紫外线照射或年龄增长等因素的影响而受到损害，肌肤的弹性也会一起丧失。虽然老旧胶原蛋白会被分解，新的会生成，

肌肤的胶原蛋白的原料不是只有胶原蛋白

但是，尤其是在 40 岁以后，新生成的量急速减少，肌肤的紧致状态跟着消失。

为了延缓肌肤老化，必须做好能增生胶原蛋白的保养。不过，从食物获取胶原蛋白不会有什么效果。胶原蛋白是蛋白质的一种，吃进体内的胶原蛋白会被分解成氨基酸，然后在体内被使用，但不会直接成为肌肤的胶原蛋白。

随着年龄的增长，生成胶原蛋白必要的激素分泌量减少，制造胶原蛋白的细胞的作用也变弱。为了增加肌肤的胶原蛋白，使用含维生素 C 诱导体或维生素 A（视黄醇）的护肤品是很重要的。

增生胶原蛋白的○与×

摄取充足的蛋白质

蛋白质在体内会被分解成能合成胶原蛋白的氨基酸。如果因减肥等因素而不摄取肉或鱼，就会妨碍胶原蛋白的生成。

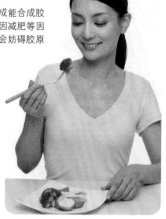

利用肌肤保养增生胶原蛋白

要增生胶原蛋白，肌肤保养很重要。多使用含维生素C诱导体的化妆水和添加了维生素A（视黄醇）的精华液等护肤品。

食用富含胶原蛋白的食品

就算大量摄取胶原蛋白，也不会增加肌肤中的胶原蛋白的量。另外，当作"胶原蛋白餐"而在料理内使用的胶原蛋白，几乎都是凝胶。

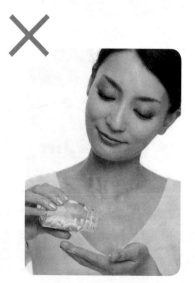

通过营养品补充

营养品内的胶原蛋白，主要提取自鱼鳞或鱼骨。其构造和人体肌肤内的胶原蛋白不同，它们不会直接以胶原蛋白的状态在肌肤内稳定下来。

平常容易偏食，
所以每天都服用维生素等营养品

Vitamin
维生素

从蔬果中摄取
具有抗氧化作用的维生素
会比吃营养品更好

营养品内的维生素的吸收率会比蔬果中的差，且其化学结构也和天然的不完全相同。似乎有不少人认为含维生素的营养品对肌肤好且无害，所以认为应该积极摄取这类营养品。但有报告指出，持续大量摄取含维生素的营养品，可能会对身体产生有害影响。

抗氧化物质
能延缓肌肤老化

在营养品广告中，经常能看到"让肌肤滋润、光滑"或"燃烧脂肪"等吸引人的字眼。然而，营养品或健康食品是食品，不是药物，并不能保证能达到某种效果。

为补充维生素，最好尽量从蔬果中摄取，不要依赖营养品。富含维生素的蔬果中还有矿物质等成分，以食用蔬果的方式摄取各种营养成分，再借由多种成分相互作用便能形成美丽的肌肤。可在旅行等不易做到均衡饮食时暂时性地补充营养品。

有助于延缓肌肤老化的营养成分

维生素系列	维生素A（或 β–胡萝卜素） （Vitamin A）（或 β–Carotene）	帝王菜、胡萝卜、南瓜、韭菜、小松菜、鸡肝等

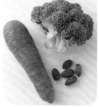

	维生素C （Vitamin C）	油菜、西蓝花、球芽甘蓝、花椰菜、柿子、奇异果等
	维生素E （Vitamin E）	坚果、橄榄油、牛油果、虹鳟鱼、蒲烧鳗鱼等

多酚系列	大豆异黄酮 （Isoflavone）	大豆、豆浆、豆腐、纳豆、味噌、炒熟的黄豆粉等

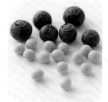

	花青素 （Anthocyanidin）	蓝莓、葡萄、茄子、紫薯、红紫苏等
	黄烷酮类 （Flavanone）	柳橙、柠檬、葡萄柚等

类胡萝卜素系列	番茄红素 （Lycopene）	番茄、柿子、西瓜等

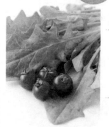

	叶黄素 （Lutein）	菠菜、西蓝花、玉米等
	虾青素 （Astaxanthin）	鲑鱼、螃蟹、虾、鲑鱼卵等

有慢性便秘，
但没有腹痛等问题，所以先放着不管

> *Constipation*
> 便秘

放任便秘不管，
会引发肌肤干涩
及其他各种身体不适

便秘，是完美肌肤的大敌。便秘不仅会使肠内球菌及促使肌肤老化的活性氧增加，而且会妨碍在肠内发生的 B 族维生素的合成，这与肌肤状态不佳及老化问题极有关联。

放任不管，慢性便秘会转为习惯性便秘。请尽早改善！

就算没有腹痛等不舒服的症状，也不能放任便秘不管，至少每两天务必要排便一次。排便后，舒畅且没有残便感是很重要的。为了预防及改善便秘，应多摄取富含膳食纤维和乳酸菌的食品。同时，适度运动、认真吃早餐、餐后排便等也很重要。有些人会用喝大量的水来解决便秘问题，但这种方式不见得有效。粪便变硬不是因为它缺少水分，而是因为肠的蠕动变慢，粪便长时间停留在肠里。早上喝一杯水以刺激肠是好的，但切勿因这种做法没有效果而无时无刻地大量饮水。此外，压力大也是造成便秘的因素之一，而且其比重有所增加。如果便秘一直得不到改善，请你至内科就诊。

预防、改善便秘的好帮手

均衡摄取
这两种
膳食纤维

膳食纤维

不溶性膳食纤维

增强排便感、刺激肠蠕动。主要存在于蔬菜内。

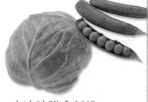

乳酸菌

水溶性膳食纤维

软化粪便，使排便顺畅。存在于水果、海藻、蕈菇等食材内。

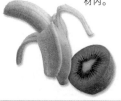

多摄取酸奶等发酵食品

整顿肠内环境可预防、改善便秘。酸奶、纳豆等发酵食品含有丰富的乳酸菌。

生活习惯大检视

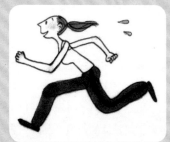

养成定时排便的习惯

早餐之后，尽量空出时间排便。

运动

运动不足会使肠蠕动缓慢。

吃早餐

借由吃早餐促进肠蠕动。

正在减肥中，所以几乎不吃晚餐

Diet
减肥

不规律的进食方式会导致肥胖。坚持一日三餐，并注意每餐的热量

如果一天摄取的总热量相同，那么分几次小分量进食，身体就比较不会胖。倘若一次吃得太多，血糖值（血液内的葡萄糖的量）就会大幅上升。正常情况下，血糖会转换成能量供使用，但量太多而用不完时，多余的部分就会转换成脂肪。因此，减肥时，坚持一日三餐比一日两餐更好，以免某餐进食过多而使多余的血糖转变为脂肪储存下来。"分次进食比较不易胖"的这个结论，也可通过白鼠的实验得到证实。

两餐之间的时间间隔太长容易使人变胖

不过，如果一天摄取的总热量过多，就会造成肥胖。尤其要注意热量较多的油脂和使血糖值上升的糖类，不要摄取过量。女性喜爱的甜面包等含有大量的油脂和糖，是非常容易使人发胖的食物。通心粉、三明治、比萨等，也都是高热量的食物。

减肥时建议饮食清淡，并减少主食米饭的量来调整整体的热量。另外，先吃蔬菜或海藻这些含有丰富膳食纤维的食材，避免血糖值突然上升。

不易发胖的进食方式

以一天为单位
分配每餐的热量

例如，如果晚上有聚餐，白天就选择以蔬菜为主的便当等。

分早、午、晚
三餐进食

如果每天摄取的总热量相同，并分几次进食，身体就比较不容易发胖。尤其是早上没有食欲的人，请重新检视自己是否是因为前一天的晚餐吃得太多。

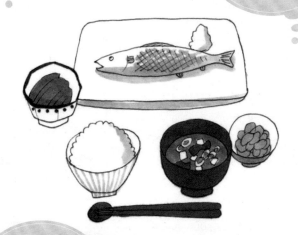

不过量摄取糖类

糖类会在体内迅速转换成葡萄糖，因此容易使血糖值上升。减肥时，可减少米饭的量，并均衡地摄取蔬菜和低脂肪的肉或鱼。

进食时先从
高纤维食物开始

高纤维食物能抑制糖类的吸收，并减慢血糖值上升的速度，还能抑制胆固醇的吸收。若能养成进食时先从高纤维食物开始的习惯，则不容易发胖。

为了维持水嫩肌肤而每天喝2升水

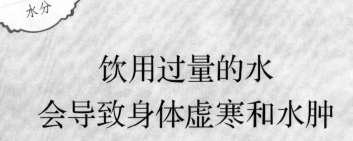

Water
水分

饮用过量的水
会导致身体虚寒和水肿

与水相关的谣传有很多。较具有代表性的有三种。第一种说法是：最好能每天喝1.5升水。但实际上，出汗量会随着季节和运动量的不同而不同，无法限定每天必须饮用多少分量的水。第二种说法是：水喝得再多也无妨。多余的水分主要经肾脏以尿液的方式排出，但是肾脏一天能排泄的水量有限，因此过量的水会残留在体内，导致水肿。第三种说法是：喝水能使肌肤变美、代谢提升、体重容易降下来。曾听过"用水洗净体内毒素"等说法，但体内残留的二噁英等有害物质不是水溶性的，因此无法随着水排泄出来。另外，与消耗能量有关的基础代谢必须借由肌肉锻炼才能得以提升。

补充水分的基本做法是
缓慢地饮用温热的水

体内水分不足时人会感觉口渴，此时不要一口气喝太多水，也不要喝冰凉的饮品。冰凉的饮品会使身体冷却下来，造成代谢能力下降。正确的水分摄取方式是慢慢地饮用适量的温热的饮品。

正确的水分摄取方式

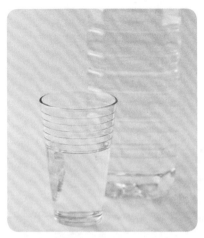

即使感觉口渴
也不要一口气喝太多水

一口气喝大量的水时，容易摄取过量。水分摄取太多可能会导致水肿。

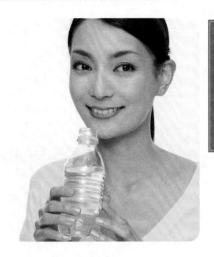

适度喝水

不要过度喝水。配合环境和身体状况等因素摄取适量的水分即可。

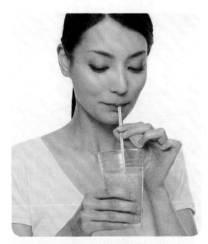

不要经常饮用冰凉的饮品

冰凉的饮品会使身体冷却下来，应避免摄取过量。尤其是虚寒体质的人，即使是在夏天，也尽可能多饮用温热的饮品。

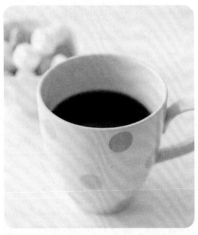

含咖啡因的饮料，一天最多2杯

咖啡因会使神经兴奋，应注意避免摄取过量。一天最多2杯，并尽量不要在就寝前饮用，以免影响睡眠。

在聚会时喝啤酒，
所以配酒小菜以健康的生鲜食物为主

Alcohol
酒精

应避免选择
会令身体冷却的
酒类和配酒小菜

酒是用米或麦发酵后制成的。它不像香烟含有多种有害物质，所以酒本身不会对肌肤带来多大伤害。健康的人若坚持适量饮酒，不仅对身体无害，而且有益。

能尽情享受酒乐趣的秘诀之一是不喝冰凉的酒。酒精给人的印象是能温热身体，但实际上，它会暂时扩张血管，让体温下降，所以会使身体冷却下来。建议控制冰啤酒或鸡尾酒的饮用量，选择比较不会使身体发冷的葡萄酒或烧酒等。其中推荐较多的是葡萄酒，因为它含有名为"白藜芦醇"的抗氧化物质，具有延缓肌肤老化的效果。另外，营养均衡的配酒小菜也很重要，应尽量避免食用油腻、过咸、太冰凉的食物。而且别忘了在适当的时间结束饮酒。经常有人说"饮酒聚会后没卸妆就入睡，导致肌肤变得干涩"。其实，饮酒后隔日肌肤会干涩通常是因为睡眠不足，而不是因为化妆或饮酒等。

聪明
选酒和下酒菜

对肌肤温和的饮酒方式

适量饮酒

适量饮酒对身体有放松效果，对健康有益。饮酒量应限制在一天最多180毫升，一星期饮酒5天的范围内。而且，请避免以睡不着或烦躁等理由饮酒。

不喝冰凉的酒

冰啤酒和鸡尾酒是极凉的酒，会使身体发冷。而且它们的酒精浓度普遍不高，人容易在无意间越喝越多，使身体更加虚寒。

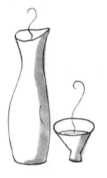
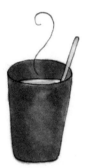
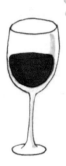

慎选配酒小菜

切勿搭配油腻、辛辣、过咸、太冰凉的食物，尽量选择蔬菜料理或温热的食物。减肥中的人严禁在饮酒后又食用面食或甜点。

注意饮酒时间

熬夜是美丽肌肤的大敌。就算隔天你能睡到很晚才起床，熬夜也会给肌肤带来不好的影响。

各种肌肤问题及
有助于抗老化的成分

感觉肌肤状况不好时，请重新检视自己每天的饮食。
明明打算营养均衡，却意外错失了某些营养成分

斑 点

维生素C

防止黑色素生成以预防斑点出现，促进胶原蛋白的增生。

这些食物里面有

甜椒、油菜、西蓝花、莲藕、柿子、奇异果、草莓等

多酚（polyphenol）

可去除伤害细胞的活性氧以延缓肌肤老化。存在于各式各样的食品内，种类十分丰富。

这些食物里面有

红葡萄酒、蓝莓、大豆、绿茶、生姜、巧克力等

肌肤干燥

维生素A（或β-胡萝卜素）

能促进肌肤新陈代谢，创造水润、光滑的肌肤。和油脂同时摄取，其吸收率更佳。

这些食物里面有

肝脏、鳗鱼、帝王菜、胡萝卜、南瓜、茼蒿等

铁

运送营养到肌肤的血液中的重要组成元素。缺铁会使肌肤和头发干燥、粗糙。和维生素C或蛋白质同时摄取，其吸收率更佳。

这些食物里面有

肝脏、蚬、鲣鱼、鲔鱼、羊栖菜、纳豆、小松菜、油菜、大豆等

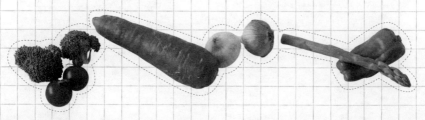

Part 4
营养

皱纹、肌肤松弛

维生素A（或 β–胡萝卜素）

能促进肌肤新陈代谢，促进肌肤细胞重生。和油脂成分同时摄取，其吸收率更佳。

这些食物里面有

肝脏、鳗鱼、帝王菜、胡萝卜、南瓜、茼蒿等

维生素C

促进胶原蛋白的合成。

这些食物里面有

甜椒、油菜、西蓝花、莲藕、柿子、奇异果、草莓等

维生素E※

促进血液循环及肌肤新陈代谢，可去除伤害细胞的活性氧以延缓肌肤老化。

这些食物里面有

坚果、植物油、鳗鱼、油甘鱼、帝王菜、牛油果等

肌肤暗沉

维生素C

预防日晒造成的黑色素增加。

这些食物里面有

甜椒、油菜、西蓝花、莲藕、柿子、奇异果、草莓等

维生素E※

促进血液循环及肌肤新陈代谢，可去除伤害细胞的活性氧以延缓肌肤老化。和维生素A与维生素C同时摄取，其抗氧化效果更佳。

这些食物里面有

坚果、植物油、鳗鱼、油甘鱼、帝王菜、牛油果等

铁

运送氧气到肌肤和头发的血液中的重要组成元素。动物类食品内的铁吸收率较高。和维生素C或蛋白质同时摄取，其吸收率更佳。

这些食物里面有

肝脏、蚬、鲣鱼、鲔鱼、羊栖菜、纳豆、小松菜、油菜、大豆等

维生素A、维生素C、维生素E同时摄取，其抗氧化效果更出色！

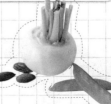

※ 有报告指出，从营养品大量摄取维生素E，可能会导致骨质疏松症。从食物中摄取营养比较安全。

161

蓝色
黑眼圈

维生素E

促进血液循环及肌肤新陈代谢。

这些食物里面有

坚果、植物油、鳗鱼、油甘鱼、帝王菜、牛油果等

DHA

鱼脂肪内含有的成分。可降血脂，改善血液循环。

这些食物里面有

鲔鱼、油甘鱼、秋刀鱼、北鱿（日本鱿）、鲭鱼、鲑鱼卵等

毛孔粗大

维生素B$_6$

帮助蛋白质和脂肪新陈代谢，可促进肌肤新陈代谢，维持肌肤水润。

这些食物里面有

鲔鱼、鲣鱼、秋刀鱼、红椒、番薯、香蕉、柿子等

维生素B$_2$

帮助蛋白质、脂质、糖质新陈代谢，可促进肌肤新陈代谢，创造健康肌肤，延缓细胞老化。

这些食物里面有

肝脏、沙丁鱼、明太子、鸡蛋、纳豆、舞菇、帝王菜等

棕色
黑眼圈

维生素C

防止黑色素增加。

这些食物里面有

甜椒、油菜、西蓝花、莲藕、柿子、奇异果、草莓等

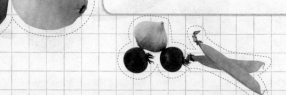

面疱

膳食纤维

可预防与改善便秘，整顿肠内环境。分成不溶性膳食纤维和水溶性膳食纤维，均衡摄取这两类为佳。

这些食物里面有

- 不溶性膳食纤维
  大豆、玉米、牛蒡、白萝卜干、番薯等
- 水溶性膳食纤维
  魔芋、羊栖菜、海带芽、奇异果、苹果等

均衡摄取各种成分

食物要在各种营养成分相互辅助的情况下才能发挥作用。认为某种食物对肌肤好便只摄取某种特定食物是错误的做法。食物会在体内发挥抗老化作用，因此营养均衡的日常饮食方式是很重要的。

维生素C

有出色的抗氧化能力，能防止面疱恶化。

这些食物里面有

甜椒、油菜、西蓝花、莲藕、柿子、奇异果、草莓等

维生素B_2

帮助蛋白质、脂肪、糖类新陈代谢，可促进肌肤新陈代谢，创造健康肌肤。

这些食物里面有

肝脏、沙丁鱼、明太子、鸡蛋、纳豆、舞菇、帝王菜等

维生素B_6

帮助蛋白质和脂肪新陈代谢，可促进肌肤新陈代谢，维持肌肤水润。

这些食物里面有

鲔鱼、鲣鱼、秋刀鱼、红椒、番薯、香蕉、柿子等

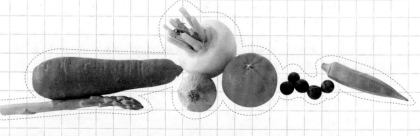

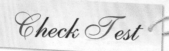

能让人变美的饮食

下面有 10 个饮食观念，
正确的请画○，错误的请画 X。

☐ 1. 正在减肥，所以几乎不吃肉。

☐ 2. 正在减肥，所以尽量不吃过量的甜食。

☐ 3. 正在减肥，所以不吃晚餐。

☐ 4. 感觉欠缺蔬菜时，就吃生菜沙拉。

☐ 5. 很讨厌吃蔬菜，所以用营养品补充维生素。

☐ 6. 为了增生胶原蛋白，所以吃很多含有胶原蛋白的食物。

☐ 7. 为了解决便秘问题而喝酸奶。

☐ 8. 晚上要饮酒或聚餐的时候，午餐会吃得简单一点。

☐ 9. 为了创造美丽肌肤，每天喝 2 升水。

☐ 10. 饮酒时，选择可用温水稀释的酒类。

答案 & 解说

1. X 肉容易使人发胖是错误的。蛋白质是创造美丽肌肤不可缺少的营养成分。 2. ○ 糖类（米饭或面包等）容易使人发胖，而且在美容上没有特殊的效果。 3. X 不规律的饮食习惯容易使人形成易胖体质。4. X 生蔬菜会让身体冷却下来，而且沙拉的原料大多是浅色蔬菜，所以生菜沙拉无法作为充足的维生素来源。 5. X 身体吸收天然成分的能力和比例都比较高，最好尽量从食物中获取营养成分。 6. X 通过进食方式摄取的胶原蛋白不会直接变成肌肤的胶原蛋白。 7. ○ 酸奶中的乳酸菌对整顿肠内环境很有帮助。 8. ○ 以一天为单位分配每餐热量即可。 9. X 大量饮水不能促进肌肤新陈代谢。 10. ○ 冰凉的食物会使身体发冷，也可能造成肌肤代谢缓慢。选择温热的食物较佳。

Part **5**

重新检视睡眠的重要性！

可创造美丽肌肤的
睡眠

肌肤重生是在睡眠中进行的。
即使肌肤保养正确或饮食均衡，
没有充足睡眠的人，
仍然无法拥有美丽的肌肤。

你每天都有
好好睡觉吗

Q 你每天都在什么时候起床或就寝

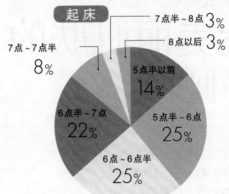

起床

7点半~8点 **3%**

8点以后 **3%**

7点~7点半
8%

5点半以前
14%

6点半~7点
22%

5点半~6点
25%

6点~6点半
25%

吉木老师的小叮咛

挺意外的，早睡的人似乎很多。不过，平均睡眠时间恐怕不到6小时吧。为了创造美丽肌肤，每天至少要有6小时的睡眠。不妨试着调整，看能否缩短早晨梳洗的时间等。

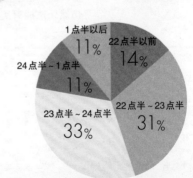

就寝

1点半以后
11%

22点半以前
14%

24点半~1点
11%

22点半~23点半
31%

23点半~24点半
33%

会在假日补眠吗?

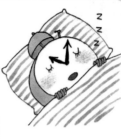

吉木老师的小叮咛

每天必须有充足的睡眠,这一点很重要。要知道,就算周末补眠,之前睡眠不足对肌肤造成的危害仍然存在。

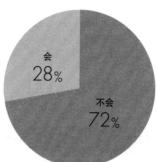

会 28%

不会 72%

为了睡得舒适会注意些什么?

睡前不让身体冷却下来。

戴上会令人有温热感的眼罩。

睡前做些简单的伸展操。

白天不要懒洋洋地度过。

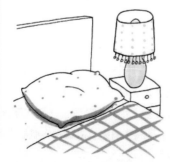

房间内的湿度适当。

吉木老师的小叮咛

为了睡得舒适,要养成非常好的习惯。或许偶尔也有睡不安稳的时候,"这是任何人都会出现的情况",不需要过度在意。

2011年4月,日本主妇之友社对36位20~49岁的女性所进行的问卷调查的结果。

给总是这样做的你

睡眠不足致使肌肤干涩时，
会仔细做好肌肤保养

> *Sleep*
> 睡眠

对于拥有好肌肤，
任何精华液的效果
都不能胜过充足的睡眠

持续睡眠不足时，肌肤的状态会明显变差。为了维持美丽肌肤，需要在饮食和肌肤保养上花心思，然而比这些更加重要的是充足的睡眠。对肌肤而言，充足的睡眠是顶级的"精华液"。这是因为肌肤代谢（肌肤的重生）是在睡眠中进行的。人醒着时，血液大多会聚集到脑部，几乎不会流往肌肤。睡觉时脑部也跟着休息，血液便会流往肌肤和内脏，并将充足的氧气和营养物质送达。

肌肤的再生，
最少需要6小时的睡眠

睡眠有固定的节奏，浅眠与深眠会每隔约90分钟交替出现。另外，最初的3小时会睡得特别沉（极度深眠），生长素会在这3小时内大量分泌，肌肤代谢也会在这一期间变得旺盛。肌肤细胞的修复至少需要6小时的睡眠。肌肤代谢周期会随着年龄增长而延长，因此年龄越大，睡眠不足的影响越容易显现在肌肤上，早就寝的效果会比花时间泡澡或做肌肤保养更好。

睡眠极重要的原因

生长素的分泌量

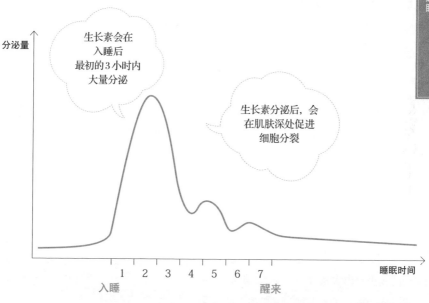

分泌量

生长素会在
入睡后
最初的3小时内
大量分泌

生长素分泌后，会
在肌肤深处促进
细胞分裂

1 2 3 4 5 6 7　　　睡眠时间

入睡　　　　　　　醒来

每天至少需要6小时的睡眠

建议每天睡7小时。因为每天睡7小时的人最健康且长寿。倘若做不到7小时睡眠，为了拥有美丽肌肤至少睡足6小时。

肌肤保养无法补偿由睡眠不足引起的肌肤问题

睡眠不足造成的肌肤干涩是任何肌肤保养法都补救不了的问题。与其花时间泡澡或保养肌肤，不如早就寝。

想做的事太多，不知不觉就熬夜了

Sleep
睡眠

对于加速肌肤再生，
深度睡眠很重要

促进肌肤代谢的生长素会在入睡后最初的 3 小时内大量分泌。为了让肌肤再生的过程顺畅，这 3 小时的睡眠必须是深度睡眠。

**不只睡眠时间，
睡眠质量也很重要**

躺在床上翻来覆去睡不着，或者半夜醒来数次等睡不安稳的人越来越多，这些晚上难以熟睡的人，最好能重新检视白天的生活状态。特别是工作时需长时间面对电脑的人，可能有脑部紧张但身体却不怎么疲累的情况，从而导致睡眠质量变差。最好平常就能利用工作或处理家事的空档做些轻度活动来运动身体，以免运动不足。

控制身体功能的自律神经分活动时作用的交感神经和休息时作用的副交感神经两种。为了让睡眠质量好，进行入睡准备时，要让兴奋的交感神经静下来，接着让身体呈放松模式的副交感神经发挥作用，这也是很重要的。因此，睡前应避免处于会刺激脑部的极端明亮环境，并尽量不在晚上 8 点之后摄取咖啡因。

导致失眠的生活习惯

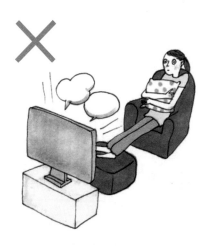

深夜的电视节目

注视电视或电脑等明亮画面，会让脑部以为还在白天，睡前最好不要看电视。

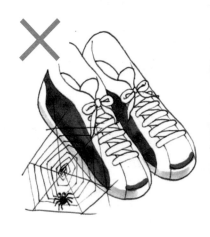

缺乏运动

为了能熟睡，让身体有一定程度的疲累感，这很重要。尤其是经常久坐办公室的人，容易缺乏运动，最好能再增加健走或下蹲等运动。

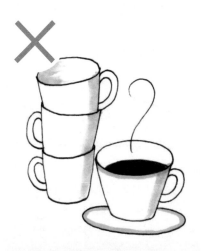

20点之后的咖啡因

咖啡因有使神经兴奋的作用。晚上最好选择药草茶等无咖啡因的饮品。特别推荐有放松效果的甘菊茶。

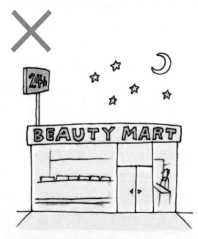

深夜的便利商店

在深夜仍营业的便利商店等极端明亮的环境也会刺激脑部。常睡不安稳的人最好不要在深夜驻足这类场所。

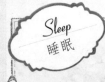

Sleep
睡眠

经常补眠或熬夜的人的
肌肤容易干涩

　　为了补充睡眠，经常有人会在周末补眠。然而，补眠虽然能在一定程度上消除身体的疲劳，却不能消除睡眠不足对肌肤造成的伤害。肌肤代谢虽然是在睡眠中进行的，但是细胞重生特别活跃的时候却是在入睡后最初的 3 小时内。肌肤不会依睡眠时间的多少按比例进行修复，所以就算你一口气睡很长时间，也不会一下子就拥

为了肌肤好，
必须要有规律的睡眠

有美丽肌肤。在饮食方面，可以隔日补充前一天摄取不足的蔬菜量，但睡眠不足对肌肤造成的伤害无法在之后通过其他方式来弥补。

　　相反，周末补眠可能会导致失眠。睡眠循环是由人体内的生理时钟控制的，不规律的睡眠方式会扰乱生理时钟。因此，假日的就寝和起床时间以不超过平日约 1 小时为理想状态。为了能确实做到至少睡足 6 小时，而且让最初的 3 小时处于熟睡状态，必须在晚上 12 点半之前上床休息。熬夜后的第二天也不赖床，照样在往常的时间起床，可在下午睡个不超过 1 小时的午觉。

睡眠的○与×

晚上12点半之前入睡

如果太晚就寝，那么在对肌肤再生极重要的就寝后3小时内就会因为天色渐亮或渐有喧闹声等而无法熟睡，因此最好在晚上12点半之前就寝。

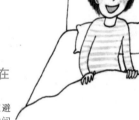

熬夜后的第二天仍如常在固定时间起床

为了让生理时钟维持正常，应避免赖床，尽量在平常起床的时间起床。如果实在很想睡，可以在下午睡个午觉。

在周末补眠

肌肤修复需要每天有充足且规律的睡眠。就算一次睡很长时间，也不会依睡眠时间照比例进行肌肤代谢。

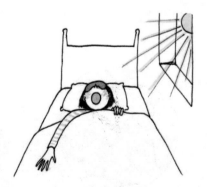

熬夜后的第二天睡到很晚才起床

不规律的睡眠会扰乱生理时钟。生理时钟紊乱，会导致失眠或无法熟睡，从而使肌肤再生不顺畅。

养成熬夜习惯的原因

人，与生俱来就有"1天25小时"的生理时钟。生理时钟和实际1天的时间之间有1小时的差异，这会使人容易晚睡晚起。为了把生理时钟调回正常状态以维持美丽肌肤，每天必须在朝阳下重整生理时钟。

调整睡眠节奏

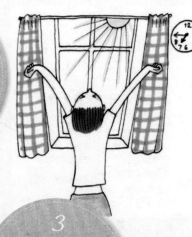

1 早上8点前起床

为了在朝阳下重整生理时钟，熬夜后的第二天也应在早上8点前起床，并让自己一上午都处于清醒状态。

2 固定就寝时间和起床时间

尽可能固定就寝时间和起床时间。无论是平日还是假日，都不要有相差1小时以上的情况。

3 养成规律且正确的生活方式

不仅要固定睡眠时间，还要全面调整饮食、活动、休息等生活节奏，这对调整生理时钟有益。

什么是生理时钟?

为了能安稳熟睡、准时清醒，每天都需要重新调整被设定为"1天25小时"的生理时钟。调整生理时钟所需要的是起床后沐浴在朝阳下。以太阳为参照，随时间节律将身体调整为适合活动或休息的状态，称为生理时钟（Circadian Rhythm，亦称"昼夜节律"）。

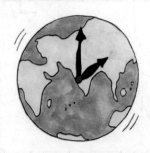

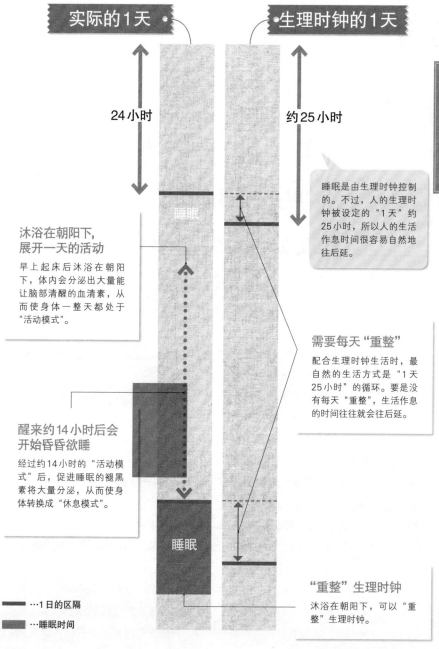

实际的1天 • •生理时钟的1天

24小时

约25小时

睡眠是由生理时钟控制的。不过，人的生理时钟被设定的"1天"约25小时，所以人的生活作息时间很容易自然地往后延。

睡眠

沐浴在朝阳下，展开一天的活动

早上起床后沐浴在朝阳下，体内会分泌出大量能让脑部清醒的血清素，从而使身体一整天都处于"活动模式"。

需要每天"重整"

配合生理时钟生活时，最自然的生活方式是"1天25小时"的循环。要是没有每天"重整"，生活作息的时间往往就会往后延。

醒来约14小时后会开始昏昏欲睡

经过约14小时的"活动模式"后，促进睡眠的褪黑素将大量分泌，从而使身体转换成"休息模式"。

睡眠

"重整"生理时钟

沐浴在朝阳下，可以"重整"生理时钟。

━━ …1日的区隔

▬▬ …睡眠时间

睡不着的时候就靠玩电脑来消耗时间

> Sleep
> 睡眠

观看电脑或电视等
明亮的画面
会使睡眠质量变差

为了进入熟睡状态，必须要做睡前准备。受失眠困扰的人可能会因小事而失眠。这类人首先要注意的是室内环境。明亮的光会活化脑部，最好在睡前1小时左右把光调暗一些。窗户上挂厚料窗帘以阻挡屋外的亮光和噪声。其次，必须重新检视生活习惯。最重要的是避免睡前使用电脑或观看电视。除了明亮的画面外，让

为了拥有舒适的睡眠，
重新检视睡眠环境
和生活习惯

人感兴趣的信息也会刺激脑部而导致失眠。此外，晚上最好不要喝含咖啡因的饮品。同时，也不建议饮用睡前酒。睡前酒虽然会让人易入睡，但可能会造成半夜醒来等问题，反而使睡眠质量变差。

另外，不要过度在意"睡不着"这件事。虽然有些人上床好几小时后仍感觉睡不着，但实际调查他们的脑波后发现，他们大多处于断断续续的睡着状态。如果过度在意睡不着，则容易陷入"失眠恐惧症"。想睡但睡不着是任何人都会出现的情况，这不是一种疾病。

改善睡眠质量的巧思

受失眠困扰的人，千万别过度在意"睡不着"这件事。
不妨试试各种能改善睡眠质量的方法。

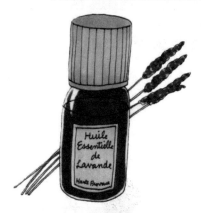

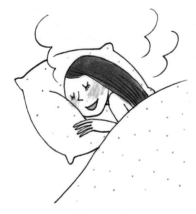

制造能放松身心的环境

放松是达到熟睡状态的关键。可以试着让房内
飘散着具有稳定精神作用又能诱发睡意的薰衣
草精油等香味。

沐浴后立刻上床睡觉

洗完澡后体温逐渐下降时最容易进入深度睡眠
状态。最好能在沐浴后且身体尚未冷却前上床
睡觉。

能让人放松的穴位按摩
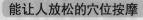

有助于舒缓肌肉的紧张感及降低神经的兴奋性。

按压穴位的方式

① 以双手大拇指分别按住左右
两侧的天柱，边吐气边按住
约3秒。
② 边吸气边放松身体。约3秒。
③ 重复①~②的做法3次。

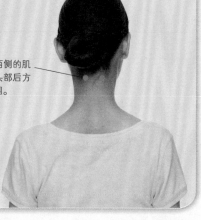

天柱

位于后颈两侧的肌
肉外侧，头部后方
的发际周围。

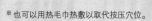
※ 也可以用热毛巾热敷以取代按压穴位。

177

打造舒适的睡眠环境

为了能睡得舒适，调整睡眠环境，这也很重要。
无论是寝具还是睡衣，都挑选质地舒服的吧！

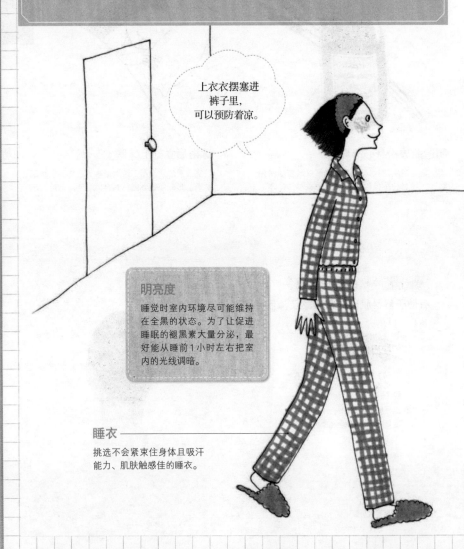

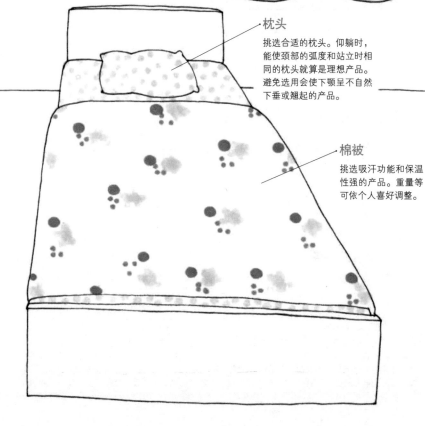

窗帘

介意屋外亮光或噪声时，可用厚料窗帘阻挡光线和声音。

舒适安眠的小秘诀

"到清晨都还睡不着"的人，其实大部分都会在无意间睡着。不要强求自己快速入睡，放轻松。

枕头

挑选合适的枕头。仰躺时，能使颈部的弧度和站立时相同的枕头就算是理想产品。避免选用会使下颚呈不自然下垂或翘起的产品。

棉被

挑选吸汗功能和保温性强的产品。重量等可依个人喜好调整。

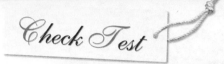

创造美丽肌肤的睡眠习惯

**下面有 10 个睡眠观念，
正确的请画○，错误的请画 X。**

- ☐ 1. 为了维持美丽肌肤，就算没有时间也要泡澡1小时。
- ☐ 2. 晚归时，简单做些肌肤保养便尽快就寝。
- ☐ 3. 每天入睡时间超过凌晨1点，但仍要睡满6小时。
- ☐ 4. 晚餐后不再喝含咖啡因的饮料。
- ☐ 5. 假日睡到很晚以弥补平日睡眠不足。
- ☐ 6. 熬夜后的第二天仍在和平常差不多的时间起床。
- ☐ 7. 因睡眠不足而非常想睡时，睡30分钟左右的午觉。
- ☐ 8. 不太容易入睡时，喝点睡前酒。
- ☐ 9. 睡不着的时候直接躺着看电视。
- ☐ 10. 就算睡不着，也要将光线调暗并呈躺着的睡姿。

答案 & 解说

1. X 对于创造美丽肌肤，充足的睡眠比沐浴更有效。 2. ○ 对肌肤最重要的是充足的睡眠，不必缩减睡眠时间来做肌肤保养。 3. X 考虑肌肤再生最活跃的黄金时间，必须在晚上12点半之前就寝。 4. ○ 晚上8点以后不要摄取会让身心兴奋的咖啡因。 5. X 即使假日补眠，也无法弥补平常睡眠不足对肌肤造成的伤害。 6. ○ 就算前一晚熬夜了，第二天的起床时间也不要晚1小时。 7. ○ 为维持睡眠节奏，睡个午觉会比早上赖床更好。不过，午睡时间需控制在1小时内。 8. X 就算因此比较容易入睡，但睡眠质量会下降。 9. X 电视的明亮画面和各式各样的信息会活化脑部，让人更难入睡。 10. ○ 过度在意"要睡着"，反而更睡不着。不要太在意"睡不着"，放轻松。

Part 6

越不运动的人越容易老!

让肌肤和身体
年轻的运动

缺乏运动的女性似乎很多。
然而对于促进肌肤再生，适度运动是不可缺少的。
就算每天只有一点点也行，请多多运动!

你有为了抗老化而运动吗

Q 你一天大约走多久的路?

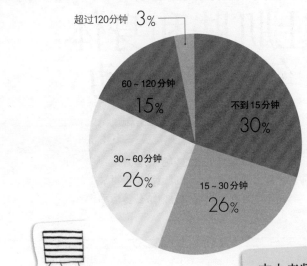

超过120分钟 3%

60~120分钟 15%

不到15分钟 30%

30~60分钟 26%

15~30分钟 26%

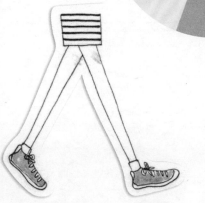

吉木老师的小叮咛

行走,是基本的运动方式。不过,穿着皮鞋行走可不是明智的做法。行走时最好穿着舒适的运动鞋且不要拿东西。

Q 你觉得自己缺乏运动的身体部位是哪里? (可多选)

Q 你都做哪些运动?

慢跑或健走

瑜伽或普拉提

排球

跳舞或针对减肥的运动锻炼

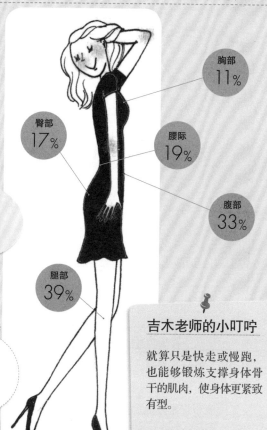

胸部
11%

臀部
17%

腰际
19%

腹部
33%

腿部
39%

吉木老师的小叮咛

就算只是快走或慢跑,也能够锻炼支撑身体骨干的肌肉,使身体更紧致有型。

吉木老师的小叮咛

频繁地轻微运动会比偶尔做剧烈运动更有效。另外,只做瑜伽这种运动是不够的。最好能做一些运动程度较剧烈的运动。

游泳

肌力训练

很不擅长运动，而且自己没有特别想瘦，所以什么运动都没做

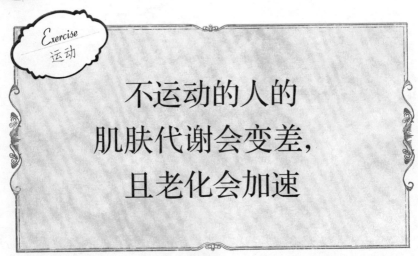

Exercise
运动

不运动的人的
肌肤代谢会变差，
且老化会加速

维持健康美丽的肌肤需要适度运动。虽然运动让人感觉是为了瘦身才做的活动，但是活动身体的效果不单只有消耗能量而已。对肌肤来说，运动的最大好处是能够促进血液循环。只要血液循环变好了，充足的氧和营养物质就能够运送到肌肤细胞，从而可使肌肤代谢旺盛，延缓老化。

运动能促进血液循环及肌肤代谢

运动也有促进生长素和血清素（能稳定情绪的神经传递物质，Serotonin）等分泌的效果。睡眠中分泌的生长素是和肌肤代谢息息相关的物质。换言之，只要适度运动后好好地入睡，就能促进肌肤细胞的重生。而血清素是体内产生的能稳定情绪的神经传递物质。建议有因压力而出现焦躁、失眠、肌肤干涩等烦恼的人多运动。另外，持续运动可以锻炼肌肉。只要肌肉量增加，基础代谢率（在安静状态下被消耗掉的能量）自然就会提升。这意味着身体在不运动时所消耗的能量增加了，因此提升基础代谢率和打造不易胖的体质很有关联。

运动带来的美肌效果

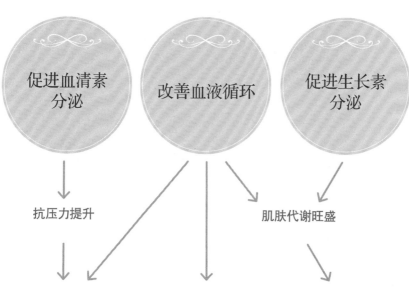

促进血清素分泌

改善血液循环

促进生长素分泌

抗压力提升

肌肤代谢旺盛

预防和改善面疱

改善压力造成的成年人面疱和肌肤干涩。另外，还能改善血液循环，预防痘疤形成。

预防和改善黑眼圈和肌肤暗沉

预防、改善由血液循环不良造成的蓝色黑眼圈和肌肤暗沉，让肌肤变得明亮。

延缓肌肤老化

肌肤代谢旺盛，就能促进肌肤细胞重生，从而维持肌肤美丽。

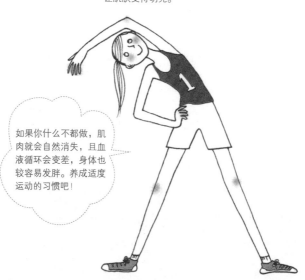

如果你什么都不做，肌肉就会自然消失，且血液循环会变差，身体也较容易发胖。养成适度运动的习惯吧！

人体的3种代谢

对创造美丽肌肤和减肥皆有益的是提升代谢率。
但是，你知道代谢有很多种类吗?

喝水不会让肌肤变美

很多女性想提升代谢率，但真正了解"代谢"意义的人似乎很少。在美容方面，希望读者能先认识的代谢有肌肤代谢、基础代谢、水分代谢这3种。关于肌肤代谢主要得了解的是肌肤代谢周期。认同"多喝水能使代谢变快、肌肤变美"等说法的人，误以为水分代谢和肌肤代谢是一样的。水喝太多反而可能使身体发冷，应多注意。

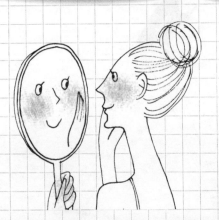

肌肤代谢

肌肤的老旧细胞和新细胞经肌肤代谢互相更替。如果肌肤代谢变差，肌肤的老旧细胞和黑色素就会难以排出，从而出现长斑点或肌肤暗沉等肌肤老化现象。

基础代谢

没有明显活动的状态下消耗的能量，即维持人体基本生命活动所需的最低能量。30 ~ 49岁女性的基础代谢量为每日1150卡左右。肌肉量越大，基础代谢量就越大。

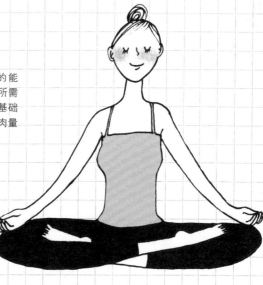

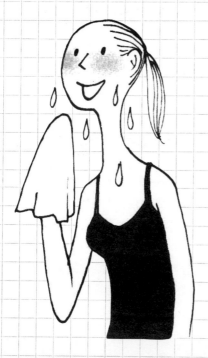

水分代谢

水分在体内被使用之后，变成尿液或汗排泄到体外的过程。"大量喝水后水分代谢会加剧并将老旧废物排出体外"的说法是错误的。因为以尿液或汗排泄的水有一定的限量，过度饮用的水会囤积在体内，导致身体虚寒发冷或水肿。

给总是这
样做的你　　很想运动却没时间

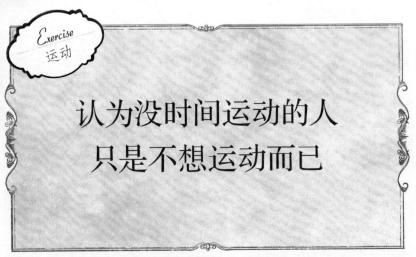

Exercise
运动

认为没时间运动的人
只是不想运动而已

关于不运动最多的理由是没时间。然而，对抗老化和保养有益处的并非只有所谓的"体育运动"。能活动身体的都算是运动。不需要特别空出时间，就有许多能做的"运动"。原本就热爱运动或锻炼的人前往健身中心等处运动是个不错的选择，而其他人则可在日常生活中做些简单的运动。

也有边上班
或做家务边能做的运动

忙碌的人可以尝试边工作或做家务边能同时进行的运动。只要随时抱有积极运动身体的想法，就会发现有很多运动机会。比方说在下楼梯时，或刷牙和清洗东西时，都可以抬起脚后跟进行运动……只要平常随时记着运动身体，运动量就会增加。重要的是，千万不能中途放弃，不能只维持三分钟热度。比起一个月做一次累得要命的剧烈运动，每天持续进行简单运动能使抗老化的效果更好。就算只做短短几分钟的运动，只要每天做，就会有很可观的运动量。

能立刻进行的简单运动

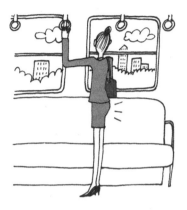

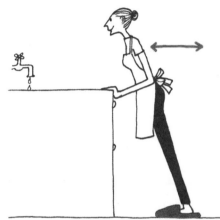

利用上班路上的时间塑造漂亮臀型

紧握吊环站着，然后脚后跟并拢，脚尖微微打开。将注意力放在双腿内侧，用力缩紧臀部肌肉后维持数秒。

利用做菜空档做伏地挺身

将双手撑在灶台等比较稳固的物体上，缓慢地弯曲手肘再伸直。记得挺直背脊、收紧小腹。

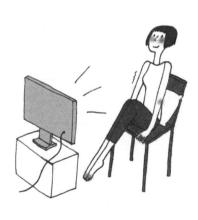

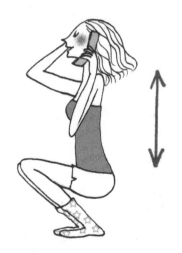

边看电视边锻炼腹肌

坐在椅子上，挺直背脊，让腹部发力，让上半身维持笔直的状态后，将双脚慢慢抬离地面并维持数秒。

边讲电话边下蹲

张开双脚，与肩同宽，慢慢做下蹲动作，保持上半身直立。尽可能弯曲膝盖，下蹲到大腿和地面呈平行状态，再缓缓地起身。

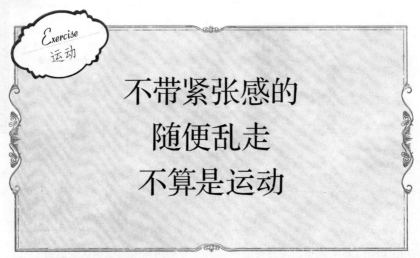

Exercise
运动

不带紧张感的
随便乱走
不算是运动

既简单又具有极佳美肌效果的运动莫过于健走了。不过，不是随便走就能达到效果的，基本上，必须伸直背脊且以稍快的速度行走才行。手上不拿东西，且需穿着舒适的运动鞋。切勿穿着硬皮鞋或有跟的鞋健走。因为这类鞋会对肌肉造成负担，可能会损伤脚踝或造成肿胀，起反效果。

**目标1天20分钟
且每周2次**

首先，先从每周2次，每次20分钟左右的健走开始。空不出完整时间的人，一次只走5分钟也没关系，就算只是短时间的运动也远比完全没运动有效。健走的优点在于改善血液循环，同时也对提升基础代谢率有帮助。行走时用到的背脊和支撑腿骨的大型肌肉很容易显现出运动带来的效果。经常运动的人的肌肉量会增加，基础代谢率会提升，身体自然会转变成不易胖的体质。只要锻炼出肌肉，身体就会紧致有型。此外，均匀地使用左右两侧的肌肉，不仅可以调整身体平衡，也可以改善肩膀僵硬或腰痛等症状。

健走的基本做法和效果

改善血液循环，创造美丽肌肤

运动能改善血液循环，也能运送大量的氧和营养到肌肤细胞，使肌肤代谢更加旺盛。

打造不易胖的体质

体内自然形成肌肉，使基础代谢量增加，从而打造出不易胖的体质。

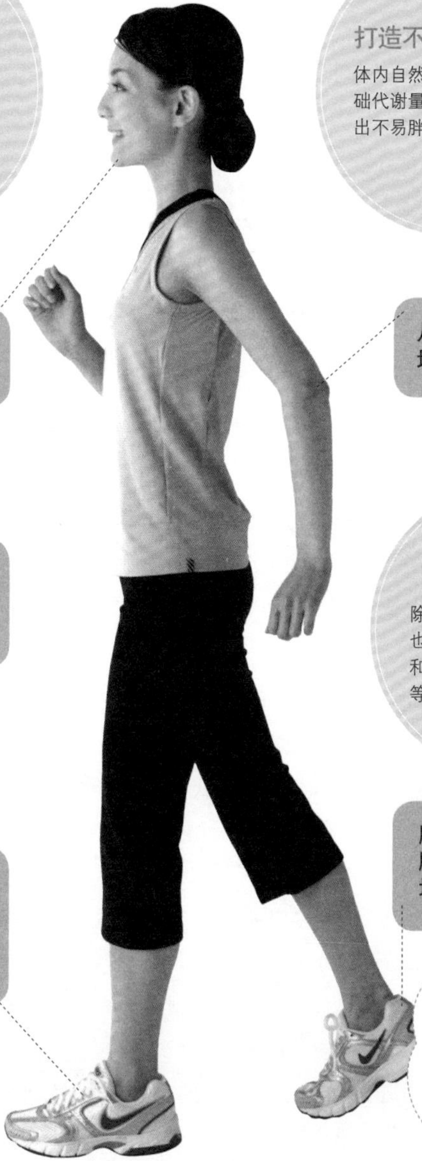

收紧下颚，眼睛望向约10米的前方。

从前方往后方大幅度地摆动双臂。

注意勿让身体上下摆动。行走时把身体的重心摆在前方即可。

身体紧致有型

除了能锻炼腿部肌肉外，也能锻炼支撑背脊的腹肌和背肌，以及臀部肌肉等，可使身体紧致。

脚后跟离地后，用脚尖稳稳地踩住地面。

脚尖要朝向前进方向，以自然的走路幅度行走即可。

建议30~49岁的人做可使1分钟内的脉搏数上升至100~110的轻度运动。

191

很讨厌肌肉感，所以决定不运动，
只单纯控制饮食

Exercise 运动

适量肌肉
能防止肌肤松弛，
还有利于养成易瘦体质

运动可分为有氧运动和无氧运动两种。有氧运动是人体在氧气充分供应的情况下进行的运动，以健走和慢跑为代表，只要以微喘的强度持续运动，就能够达到减少体内脂肪的目的。无氧运动是肌肉在"缺氧"的状态下进行的剧烈运动。例如肌力训练或短跑等项目就属于无氧运动，这类运动有助于增加肌肉量与提升基础代谢率。

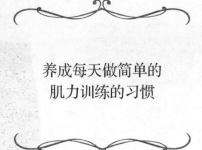

养成每天做简单的
肌力训练的习惯

作为抗老化对策，搭配进行有氧运动和无氧运动是最理想的。对燃烧脂肪直接有效的主要是有氧运动，但如果搭配进行无氧运动，就能够塑造身体曲线，打造出不易胖的体质。虽然被分类在有氧运动中的健走等项目也有提升肌力的效果，但若要把身体塑造得美丽有型，最好能再增加一些属于无氧运动的肌力训练。紧致有型的身体必须要有一定量的肌肉。

养成每天在家里进行简单的肌力训练的习惯吧。特别是以慢动作进行训练的方式，不仅不会对关节造成负担，而且有助于燃烧脂肪和提升肌力。

在家里也能做的30秒肌力训练

倚墙下蹲

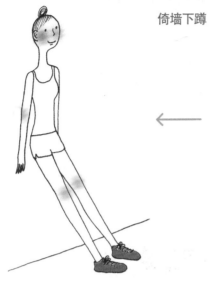 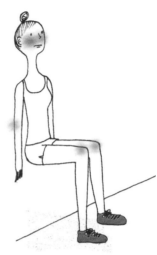

维持膝盖呈90°弯曲1秒，然后边吸气边逐渐恢复到原姿势（默数2秒）。中途不休息，连续做下蹲起身的动作5次。

张开双脚，与肩同宽，背部紧贴着墙壁，脚离墙约一步距离站立。边吐气边慢慢蹲下（默数3秒），至膝盖呈90°弯曲。

提腰抬臀

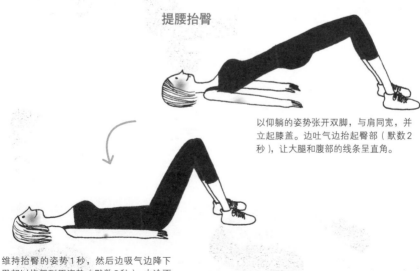

以仰躺的姿势张开双脚，与肩同宽，并立起膝盖。边吐气边抬起臀部（默数2秒），让大腿和腹部的线条呈直角。

维持抬臀的姿势1秒，然后边吸气边降下臀部以恢复到原姿势（默数3秒）。中途不休息，连续做臀部上下抬起的动作5次。

超简单！每天都要做！
抗老化伸展操

因忙碌、疲累等而无法运动的时候，
做简单的伸展操来促进血液循环。尤其是长时间久坐的人，
一起利用早晨、睡前、工作空档来锻炼肌肉吧！

全身

在床上呈仰躺姿势，用力伸展双臂和双腿。接着左右摆动颈部以缓解颈部的肌肉紧绷。

早晨的伸展操

醒来后，躺在床上
伸展一下。

立起右膝盖并使之朝身体左侧慢慢倒下，用力伸展背部和腰部肌肉。维持10秒后换另一边做同样的动作。

背部和腰

臀部坐在脚后跟上，然后上半身直接向前趴下，伸直双臂，让手心碰到地面。

以正坐姿势伸展
背脊。

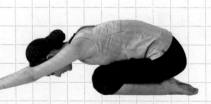

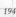

背部和腰

坐在椅子上，挺直上半身，然后用左手按住右膝盖的外侧，以腰部扭转上半身。维持短暂时间后换一边做同样动作。

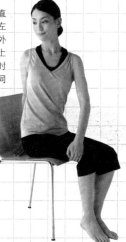

背部、腰、手臂、肩

坐在椅子上，挺直上半身，然后双手手指交握，手心朝上，并将手臂往上举，用力往上伸展手臂和上半身。

白天的伸展操

在工作或做家务的空档进行。

手臂

将双手撑在桌子边或稳固的椅背上，伸展手肘。然后慢慢反转双臂让指尖朝向自己的身体，伸展手臂。

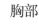

胸部

坐在椅子上，挺直腰部，双脚稍微张开，踩稳地面。让双臂在身后交握，胸部往前挺出，如弓状般伸展。

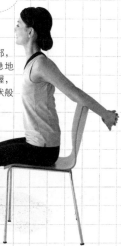

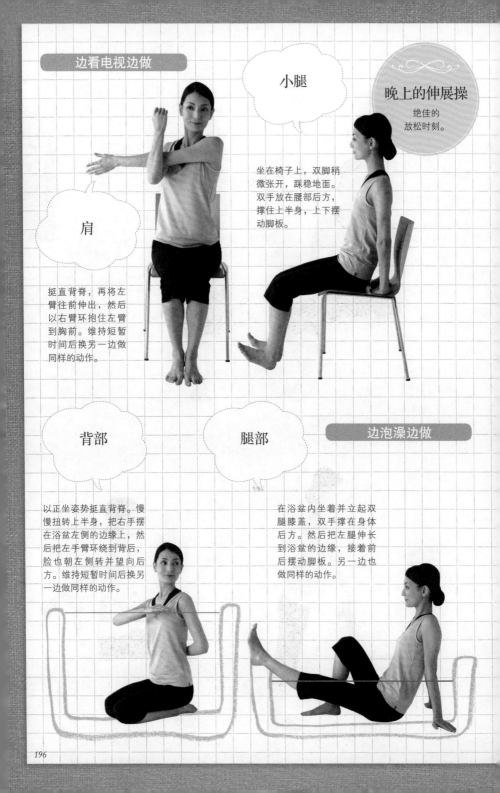

小腿

晚上的伸展操
绝佳的
放松时刻。

坐在椅子上，双脚稍
微张开，踩稳地面。
双手放在腰部后方，
撑住上半身，上下摆
动脚板。

肩

挺直背脊，再将左
臂往前伸出，然后
以右臂环抱住左臂
到胸前。维持短暂
时间后换另一边做
同样的动作。

背部

腿部

边泡澡边做

以正坐姿势挺直背脊。慢
慢扭转上半身，把右手摆
在浴盆左侧的边缘上，然
后把左手臂环绕到背后，
脸也朝左侧转并望向后
方。维持短暂时间后换另
一边做同样的动作。

在浴盆内坐着并立起双
腿膝盖，双手撑在身体
后方。然后把左腿伸长
到浴盆的边缘，接着前
后摆动脚板。另一边也
做同样的动作。

晚上的伸展操

每日睡前
必备。

背部和腿

以盘腿坐姿把脚后跟往身体靠近。上半身稍微往前倾呈圆弧状，像在看肚脐般伸展背部和腰。

用双手握住脚后跟，把脚后跟拉近身体，头往前垂下并左右摇晃身体。

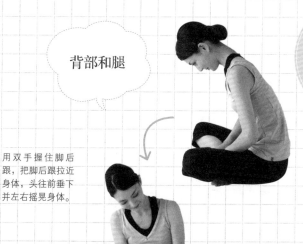

以仰躺姿势弯曲左膝并用双手抱住，慢慢把左膝拉近胸前。维持短暂时间后换另一边做同样的动作。

腰和腿

以正坐姿势挺直背脊。把左手压在左腿底下，右手按住头顶，慢慢把头部压往右侧并倒下。维持短暂时间后换另一边做同样的动作。

颈部

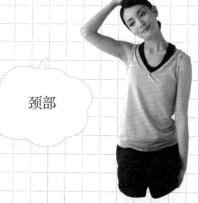

没有运动的生活会使肌肤老化

以肌肤保养和注意饮食作为抗老化对策的人有很多，但她们往往容易忽视运动。肌肤保养和饮食当然很重要，但若想由内而外地散发出美丽的光芒，运动是不可缺少的。请试着回想你的一天。早上搭公交车到单位，在单位大厦搭电梯而不走楼梯，到了办公室后一整天都对着电脑……这种没有运动的生活不可能会对身体好。要是身体不运动，血液循环就会变差。而血液循环不良是美丽肌肤的大敌，

不只会导致黑眼圈和肌肤暗沉，还会引发面疱、肌肤干涩等问题，甚至使肌肤代谢能力变差，容易使斑点和皱纹等肌肤老化现象更加严重。

缺乏运动引起的肌肤不适，无法通过肌肤保养等方式改善。作为抗老化护理的一环，运动绝对是十分必要的。为改善肌肤，每天持续做些不勉强的运动，将会比只偶尔才做的剧烈运动更加有效。没有运动习惯的人，可以从轻度的健走，或利用做家务或工作的空档做肌力训练开始。

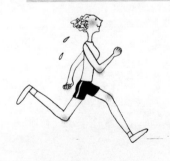
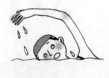
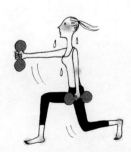

Part **7**

不知道就亏大了！

心灵、身体、肌肤
的共生关系

体内激素的失调或压力大等，
都会反映在肌肤上。
为了拥有美丽肌肤，
要好好调整自己的身体状态，这是非常重要的。

给总是这
样做的你 虽然生理周期不规律，但觉得生理期的次数少一点时
会比较轻松，所以也不怎么在意

Hormonal Balance
激素均衡

和生理周期
息息相关的卵巢的功能
会直接影响肌肤的状态

与生理周期相关的物质主要有由卵
巢分泌的孕酮（Progesterone）和雌激素
（Estrogen）。排卵后的前几天，孕酮的
分泌量会增加，生理期后的前几天，雌激
素的分泌量会增加，肌肤的状态会因它们
的变动而出现变化。

激素水平
也会影响肌肤的状态

生理期前肌肤状态容易变差，是因为
孕酮具有促进皮脂分泌的作用。水肿、火
气大、便秘等生理期前的不适症状，也都
是由孕酮造成的。相反，雌激素则有助于改善肌肤状态。它能够去除引起老化的
活性氧，还能够增生胶原蛋白并锁住肌肤水分，因此雌激素也被称为"回春激素"。

如果卵巢功能变差，导致雌激素分泌量下降，那么不仅生理周期会被打乱，
肌肤也会逐渐老化。为了避免激素失调，要维持身心健康，这是最基本的。如果
生理周期混乱或生理期出血量比以往少了，请尽早前往妇科诊治。

雌激素分泌量的变化

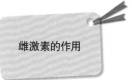

雌激素的作用

- 增加肌肤中的水分。
- 增生胶原蛋白，维持肌肤紧致。
- 去除活性氧，延缓老化。
- 使头发旺盛。
- 塑造出柔美的女性曲线。
- 安定精神。
- 和记忆力有关。

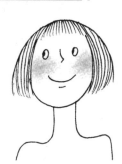

雌激素的
分泌量

更年期

0   20   40   80   年龄

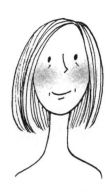

**如果雌激素的
分泌量下降……**

- 胶原蛋白减少，肌肤不断老化。
- 骨质疏松症容易变得更严重。
- 易有焦躁、沮丧等精神不稳定的现象。
- 头发量变少。
- 记忆力变差。

生理周期和肌肤状态的关系

激素水平的变化会影响肌肤的状态。
根据各种时期的肌肤状态选择保养方式，
可以避免肌肤困扰和老化问题。

配合生理周期做肌肤保养

女性的肌肤状态会随着生理周期而变化。

排卵后的前几天，促进皮脂分泌的孕酮的分泌量会增加，这时是容易出现面疱或斑点的时期。这个时期肌肤比较敏感，最好进行以保湿为主的简单的肌肤保养。也有些人容易在这个时期出现疱疹或口腔炎。

生理期结束后的前几天，雌激素的分泌量会增加，这个时期肌肤状态也会变好。美白或抗老化等积极性的保养，最适合在这个时期进行。

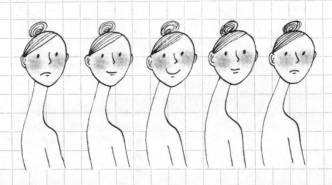

激素水平的变化与肌肤状态的关系

（生理周期为28天的情形）

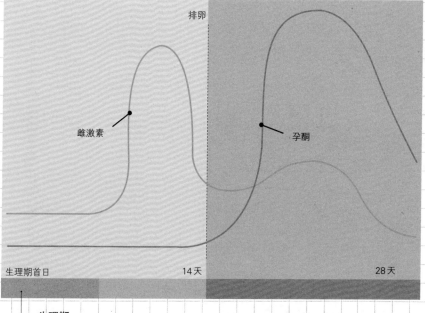

排卵

雌激素

孕酮

生理期首日　　　　　　　　　　14天　　　　　　　　　　28天

└─ **生理期**

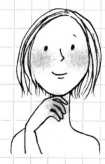

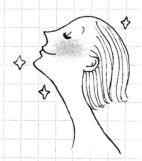

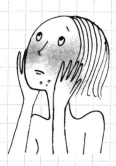

排卵后生理期前的前半段
肌肤状态会受孕酮的影响
而不稳定，后半段肌肤状
态会渐入佳境。

生理期后，雌激素的分泌
量会持续增加至排卵日。
这时肌肤会比较水嫩、紧
致、有弹性，面疱也不太
会出现。

排卵后的前几天，孕酮的
分泌量会有所增加，这时
容易出现面疱、斑点、水
肿等问题。

203

只要感觉稍微有点儿胖，
就会进行短期集中减肥

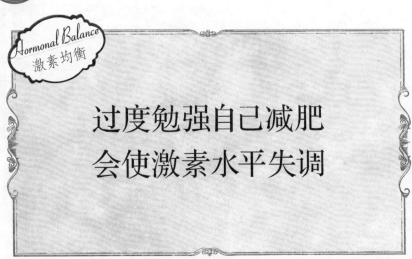

Hormonal Balance
激素均衡

过度勉强自己减肥
会使激素水平失调

激素的分泌量会大大影响身心状态。雌激素减少的原因之一是过度勉强自己减肥。如果因过度限制饮食而营养不良，身体会做出目前处于不适合怀孕的状态等判断，从而导致卵巢功能减退。一旦卵巢功能减退，雌激素的分泌量就会减少，甚至身体可能出现生理周期不规律或无月经等症状。

减肥会
使卵巢功能减退

雌激素除了会影响生理周期以外，还具有维持肌肤年轻、塑造女性曲线（柔美，有女人味）等作用。减肥后有时会出现皱纹增加或胸围尺寸变小等情形，这些现象出现的原因不只是皮下脂肪减少，还包括雌激素的分泌量变少。此外，一旦卵巢功能减退，就算你停止减肥，卵巢功能也无法立即恢复成原来的状态。为了能健康、美丽地瘦下来，应避免进行短期集中减肥。

减肥和肌肤的关系

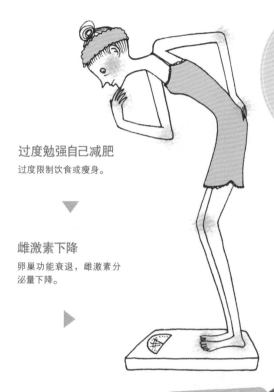

肌肤持续老化
被誉为"回春激素"的雌激素减少，导致肌肤持续老化。

过度勉强自己减肥
过度限制饮食或瘦身。

雌激素下降
卵巢功能衰退，雌激素分泌量下降。

胸围变小
雌激素会使乳腺和输乳管发达，具有维持肌肤紧致并使胸围上涨的作用。因此，当雌激素的分泌量减少时，胸围也会跟着变小。

BMI和雌激素的关系

生理周期不规律
一旦雌激素分泌不正常，生理周期就会被打乱或排卵出现异常。

BMI＝体重（千克）÷身高²（米）

BMI 在 18.5～23.9 之间是最适当的。BMI 在 23.9 之上或 18.5 之下的女性，都可能出现雌激素代谢异常，甚至不孕等问题。若 BMI 长时间处于 18.5 以下的过瘦状态的女性（如身高 1.6 米的人，体重在 47 千克以下即属过瘦），极可能出现月经异常。

临近更年期，肌肤的衰老速度加快，
服用"美肌补品"来对抗衰老

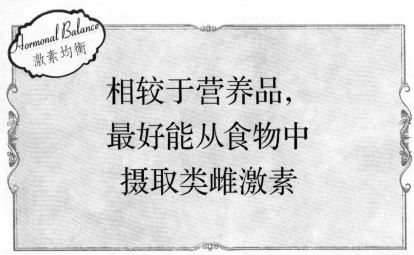

Hormonal Balance
激素均衡

相较于营养品，最好能从食物中摄取类雌激素

与创造美丽肌肤息息相关的激素——雌激素的分泌量会在开始有生理期的青春期前后突然增加。虽然有个人差异，但大多是从35岁开始减少的，到了停经前后的更年期，其分泌量会更少。这样的身体变化是任何女性都要经历的。为了对抗老化，通常需要多补充一些雌激素，但若大量摄取雌激素，则会增加患乳腺癌的风险，所以不能为了追求美丽肌肤而以药物方式补充雌激素。可取代药物的是类雌激素。

利用类雌激素，
弥补雌激素的不足

类雌激素是指具备类似雌激素作用的成分。大豆和大豆制品内的大豆异黄酮就是类雌激素的主要代表。虽然有相关营养品，但尽量通过食物摄取。每天可食用1/2块豆腐，或是1包左右纳豆。曾有一段时间盛传大豆异黄酮会使患乳腺癌的风险增加，但最近有报告指出：大豆异黄酮很安全，而且可能有预防乳腺癌的作用。

如何摄取类雌激素

利用营养品补充

如果无法顺利通过食物摄取大豆异黄酮等，也可以通过营养品来摄取。

积极摄取大豆制品

含有大豆异黄酮的食物有大豆和大豆制品。最好能每天摄取豆腐、纳豆、豆浆等大豆制品。

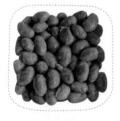

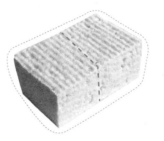

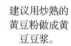

建议每日摄取量

纳豆　1包

豆腐　1/2块

豆浆　1杯
黄豆粉　1大匙　等

建议用炒熟的黄豆粉做成黄豆豆浆。

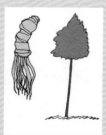

大豆异黄酮以外的类雌激素

具有类似雌激素作用的物质，除了大豆异黄酮以外，还有当归和碧萝芷。当归是作为中药使用的植物。碧萝芷（Pycnogenol）则是从在法国生长的松树树皮中萃取出来的成分。根据体质选择含当归的中药处方或含碧萝芷的营养品，都是很不错的。

给总是这样做的你

好不容易才炼出美丽的腰部线条，
所以极爱穿低腰牛仔裤

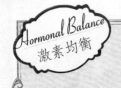

Hormonal Balance
激素均衡

对肌肤而言，
腰部着凉是致命伤害

让骨盆周围的血液流通顺畅，对防止雌激素减少非常重要。因为倘若氧和营养物质无法充分运送到各处，卵巢功能就可能跟着出现问题。血液循环瘀滞的原因之一是虚寒（着凉）。虽然像低腰裤这种只浅浅遮盖住臀部的裤装很流行，但只要是双手举高并超过头部时会露出肚脐的服装，都不建议穿。为了预防腰部着凉，建议穿高腰的裤装。如果穿低腰裤，就必须在内搭上下点工夫，例如可在最外层的衣服里穿长版的细肩带背心。此外，穿紧身的服装或长时间维持同一坐姿等生活习惯也会使血液循环不良。

为使卵巢常有活力，
必须做好御寒工作

要改善血液循环、促进雌激素分泌，必须运动。适度的运动能温热身体、舒缓僵硬的肌肉，让血液循环顺畅。很少活动身体的人，不妨试试下页的运动。它可以有效活动骨盆周围的肌肉、促进骨盆内的血液循环。

让卵巢有活力的运动

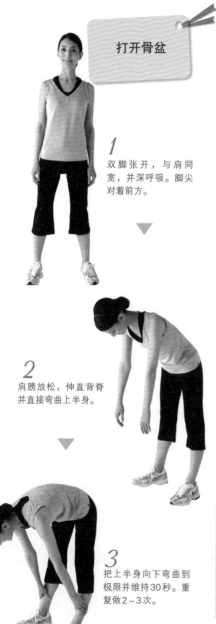

打开骨盆

1
双脚张开，与肩同宽，并深呼吸。脚尖对着前方。

▼

2
肩膀放松，伸直背脊并直接弯曲上半身。

▼

3
把上半身向下弯曲到极限并维持30秒。重复做2~3次。

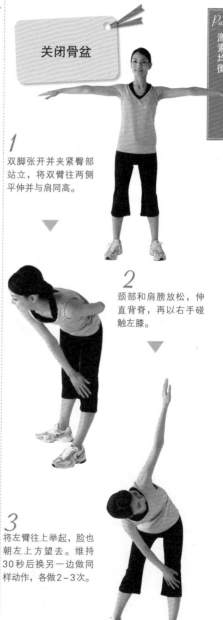

关闭骨盆

1
双脚张开并夹紧臀部站立，将双臂往两侧平伸并与肩同高。

▼

2
颈部和肩膀放松，伸直背脊，再以右手碰触左膝。

▼

3
将左臂往上举起，脸也朝左上方望去。维持30秒后换另一边做同样动作，各做2~3次。

正确认识更年期

一般来说，女性在 50 岁左右停经。
女性自然绝经前后的生理阶段，称为更年期。
在生活中加入一些巧思，轻松地度过更年期吧！

更年期的常见症状

心理层面
· 焦躁、烦闷
· 提不起劲
· 忧郁　等

生理层面
· 目眩
· 头痛
· 耳鸣　等

生殖系统方面
· 念珠菌阴道炎
· 阴部干燥　等

泌尿系统方面
· 频尿、残尿感
· 排尿疼痛
· 漏尿
· 反复出现膀胱炎　等

自律神经方面
· 火气大，脸部泛红、发热
· 虚寒
· 心悸、呼吸短促
· 失眠　等

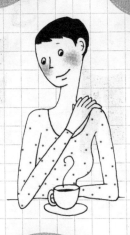

肌肤和头发方面
· 斑点、皱纹等肌肤老化问题严重
· 肌肤干燥
· 头发减少　等

运动系统方面
· 肩颈僵硬
· 腰痛
· 关节痛　等

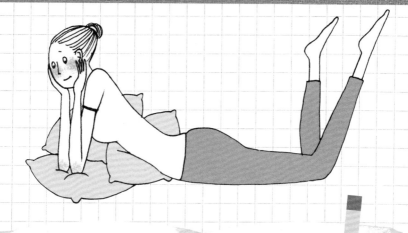

停经前后的激素水平失调时期

更年期，女性激素的分泌量和平衡会有很大转变，因此身体会出现各种不适症状。其中特别常见的有虚寒、火气大、头痛、肩颈僵硬等症状。运动及保暖都是有效的应对方法。不过，症状的显现方式和严重程度会因人而异。如果非常不舒服，则需要接受治疗。医生会根据患者的症状和体质等因素，给予调整自律神经的药物，如中药、激素药等。如果有心理层面的症状，咨询心理医生会有所帮助。

各种治疗法

激素疗法
补充雌激素，调整激素水平。

中药疗法
以符合症状和体质的中药调整身体状况。

对症疗法
以符合症状的药物缓解身体不适。

虽然有压力，但压力较小，
我不太在意

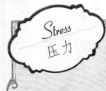

Stress
压力

慢性压力
会在不经意间
损害肌肤与身体

呼吸、心脏跳动、消化等与人体意识无关而直接运作的身体功能，全都由自律神经控制。自律神经主要有活动时作用旺盛的交感神经，以及休息时作用旺盛的副交感神经。这两种神经能正常运作，身体自然就会健康。但是，自律神经对精神方面的刺激有反应，可能会因压力而失序，并对肌肤和身体造成影响。

压力过大
会使活性氧出现

一旦人有压力，交感神经就会紧张，从而导致失眠；血液循环变差，从而引起头痛和肩膀僵硬，肠胃功能下降，胃不适或便秘、腹泻等症状；免疫力下降，从而容易导致面疱或口腔炎的出现；甚至体内产生活性氧，使肌肤老化加剧。

避免压力损害的重点是缓解交感神经的紧张。必须拥有放松的时间来刺激副交感神经作用，可选择活动身体、笑、冥想、香薰疗法等。探寻最适合自己的放松方法吧！

压力与肌肤的关系

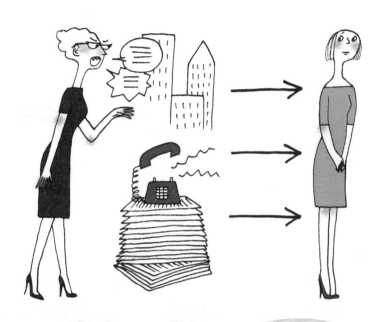

感受到压力
环境、身体状况、工作、人际关系等，周遭的一切都变成了压力。

交感神经的作用增强
身体会处于活动模式。持续处于紧张状态容易导致失眠。同时，副交感神经的作用也跟着减弱，从而导致血液循环变差、消化功能减退、免疫力下降等。

产生活性氧
承受过大的压力时，体内会产生活性氧，从而导致细胞氧化。

肌肤持续老化
健康的肌肤细胞受到伤害，肌肤持续老化。

压力积存度测试 ※

勾选的项目越多，表示累积的压力越大。

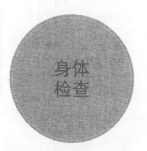

身体检查

- ☐ 不管怎么睡，还是觉得很累
- ☐ 总觉得肩颈僵硬
- ☐ 没有食欲，且腹部很胀
- ☐ 便秘和腹泻反复出现
- ☐ 难以入睡，也不太容易醒来

- ☐ 经常焦躁不安
- ☐ 老是提不起劲
- ☐ 不想和人见面
- ☐ 注意力无法长时间集中
- ☐ 感到紧张或烦恼

心灵检查

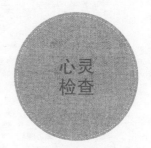

性格检查

- ☐ 比较一板一眼
- ☐ 对于某件事非常坚持
- ☐ 比较输不起
- ☐ 常急躁、不耐烦
- ☐ 经常负面思考

※ 此测试只能帮你得到一个大致的结果。

214

让身体远离压力的方法

多吃、多动、多睡

调整身体状态，身体好了，心灵自然也会变得健康。

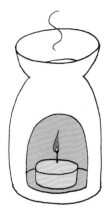

利用香味放松

香味能直接对掌管脑部感情的部位起作用。舒适的香味有令人放松的效果。

利用运动转换心情

活动身体能使血清素的分泌量增加，从而使人心情愉快。

避免咖啡因和香烟

咖啡因和香烟会使交感神经紧张，是放松时的禁用品。

笑

掌握听到或看到有趣的事，或和家人、朋友聊天等，发自内心地笑的机会。

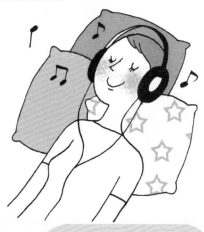

以腹部呼吸

以腹部呼吸，会使副交感神经作用增强。而将身体转换至休息模式，具有放松效果。

留一些时间发呆

不去想任何沮丧的事，试着让脑中一片空白。

舒解压力，享用香薰疗法

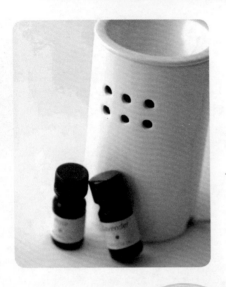

什么是香薰疗法？

一种自然疗法，是使用萃取自植物的精油，让香味成分从鼻子或肌肤渗入体内，以调整身心状态的疗法。

利用杯子

在杯内倒入热水，再滴入1~2滴精油。可以放在办公室等处，适用于只有自己想享受香味的时候。

滴入浴盆

在浴盆内滴入2~3滴精油并充分搅拌。将精油和盐混合后倒入浴盆内，便于其溶解。

利用精油壶或香熏喷雾机

使用专用器具让香味成分扩散到空气中。适用于想让整个室内都飘散着香味的时候。

滴在手帕上

在手帕上滴1~2滴精油。就寝时也可以把滴了精油的手帕放置在枕边。

使用精油的注意事项
- 了解精油的性质，选择适合自己的精油并正确使用。
- 避免长时间过度使用。芳香精油浴尽量控制在10分钟左右。
- 切勿直接将精油抹在身上。
- 某些精油有通经等功效，孕妇或患病的人请于使用前咨询专家。

有助于舒压的香气

焦躁烦闷时

薰衣草（Lavender）
洋甘菊（Chamomile）
香蜂草（Lemon Balm）等

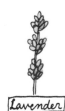
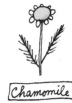

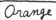

想拥有愉快的心情时

柳橙（Orange）
玫瑰（Rose）
香水树（Ylang Ylang）等

想拥有舒畅、
清爽的气氛时

薄荷（Peppermint）
迷迭香（Rosemary）
柚子（Yuzu）等

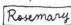

气、血、水的平衡
也会影响肌肤的状态

中医学通过让身体达到整体平衡来治疗不适。
认识自己的体质，摸索出不适原因并寻找出改善对策吧！

调整三大要素的平衡

中医认为，气、血、水这三大要素是构成人体的重要因子。气，是肉眼看不见、类似能量的物质。血，是和血液相似的概念，用来输送氧气和营养物质到体内的物质。水，是指存在于体内的除血以外的水分。

气、血、水经常在体内循环并维持健康，这三大要素需一起作用。若三者之中任何一种缺乏，或在体内的流动瘀滞，就都会造成身心不适。

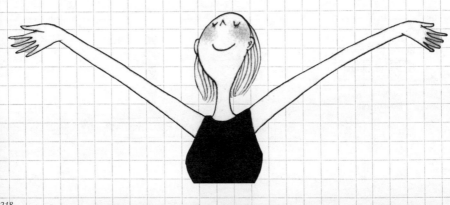

体质检查　勾选符合自己状态的症状。勾选较多的最接近你现在的体质。勾选的数量相同时，表示你的体质状态符合两种及以上。

体质	症状
气虚	☐ 容易疲累、倦怠无力 ☐ 容易感冒 ☐ 有胃下垂、子宫下垂症状 ☐ 肌肤或肌肉较松弛 ☐ 没有食欲，或餐后立刻犯困 ☐ 肠胃功能较弱，容易腹泻，或就算出现便秘也不觉得痛苦
气滞	☐ 喉间有异物感 ☐ 抑郁，感觉头很沉重 ☐ 失眠、难以入睡，天刚蒙蒙亮就醒来 ☐ 腹部胀气，常打饱嗝 ☐ 手脚虚寒，头部晕眩，冷热不协调 ☐ 生理期前有严重的水肿、焦躁、忧郁等症状
血虚	☐ 容易疲累、倦怠无力 ☐ 肌肤干燥，指甲又薄又混浊 ☐ 头发干涩、细薄、易断裂 ☐ 目眩，起身时头晕眼花 ☐ 生理期经血量变少 ☐ 浅眠，常做梦
瘀血	☐ 有严重的黑眼圈 ☐ 容易出现黑痣或斑点，且难以治愈 ☐ 舌面出现紫色斑点 ☐ 生理痛剧烈且经血量极多 ☐ 慢性头痛及肩颈僵硬 ☐ 腿部有静脉瘤
水毒	☐ 手、脚、脸容易水肿 ☐ 鼻水和痰很多 ☐ 容易晕车或晕机 ☐ 舌头上有齿压痕（舌头边缘留有齿痕） ☐ 常有目眩、头痛、耳鸣等症状 ☐ 关节（尤其是膝盖）痛

气、血、水的作用

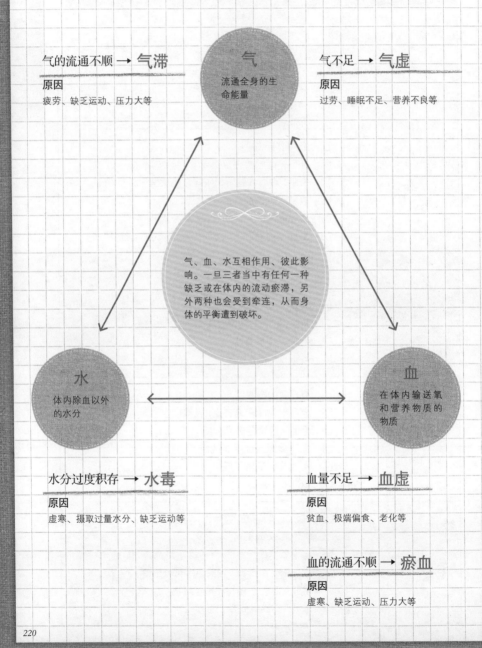

气的流通不顺 → **气滞**

原因
疲劳、缺乏运动、压力大等

气
流通全身的生命能量

气不足 → **气虚**

原因
过劳、睡眠不足、营养不良等

气、血、水互相作用、彼此影响。一旦三者当中有任何一种缺乏或在体内的流动瘀滞，另外两种也会受到牵连，从而身体的平衡遭到破坏。

水
体内除血以外的水分

血
在体内输送氧和营养物质的物质

水分过度积存 → **水毒**

原因
虚寒、摄取过量水分、缺乏运动等

血量不足 → **血虚**

原因
贫血、极端偏食、老化等

血的流通不顺 → **瘀血**

原因
虚寒、缺乏运动、压力大等

各种体质的症状改善方式

体质	对肌肤等的影响和改善对策	可帮助改善的食品
气虚	●肌肤干涩, 容易松弛 →早睡早起 →缓慢地食用易消化的食物, 并只吃八分饱	米、杂谷、山药等有黏稠感的食物
气滞	●手脚虚寒、冷热不协调 ●容易形成湿疹、面疱 →均衡饮食、活动身体 →缓解压力 →利用香薰疗法以舒适的香味改善气的流动	鸭儿芹、紫苏、药草等有香味的食物
血虚	●肌肤和头发都干涩、无光泽 ●指甲变薄、易裂 →避免对肠胃造成负担 →不偏食	海藻、黑芝麻、黑砂糖等深色食物及肝脏等
瘀血	●眼睛周围出现斑点和黑眼圈,下颚长出面疱 ●手部严重干燥 →保暖, 不让身体着凉 →运动 →不吸烟 →不食用冰凉的食物	生姜、葱、韭菜、青鱼等温性食物※
水毒	●容易水肿 ●长出会渗出汁液的湿疹 →不在没有感觉口渴的时候喝水 →不喝过量的冰凉饮品 →运动	红豆、燕麦、生姜等温性食物※

※ 请参照147页。

多了解准没错!
肌肤疑问

五花八门 $Q \& A$

公开令人关注以及也许你曾听过的美容方法,
并为你解答有关每日保养的小疑问。

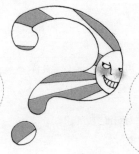

我很在意颈部皱纹。
听说不用枕头比较好,
这是真的吗?

不是枕头的问题

颈部的横向皱纹也会出现在年轻人身上。因为颈部有骨头和甲状腺,其凹凸部位会推挤出皱纹。姿势如果不佳,就会加深皱纹的深度。"横向皱纹是由枕头引起的"这种说法只是谣言而已。纵向皱纹,则是由老化和紫外线引起的。多用帽子或丝巾等遮蔽紫外线吧。

Q

我的手和臂膀上
也长了斑点。
该用什么方式
保养才好?

A

**穿戴有防紫外线效果的
衣物和手套**

手和臂膀上的斑点,与脸上的斑点一样,可用相同的方式保养,做好防紫外线措施和美白护理。在预防斑点上,穿戴有防紫外线效果的长袖服装和手套是最好的方式。至于已经形成的斑点,可利用去角质或美白护肤品进行保养。不过,身体上的肌肤比较厚,不容易显现美白护理的效果。非常在意斑点的人,可考虑接受激光治疗。

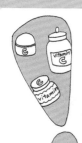

鼻翼周围的泛红部分
很讨人厌，怎么办？

A

可使用含维生素C诱导体
的护肤品来保养

鼻翼周围泛红，大多是皮脂刺激
所引起的脂溢性皮肤炎。最好能
频繁地用吸油面纸擦拭掉多余皮
脂，并在洗脸后使用可抑制炎症
反应并添加了维生素C诱导体的
化妆水来保养。如果有痒的症
状，请尽快至皮肤科就诊。

束紧腹部
有局部瘦身
效果吗？

A

很遗憾，
没有瘦身效果

束紧或推挤身体时，脂肪不会跟
着移动。如果勉强束紧身体，非
但不能把脂肪从背部移动到胸
部，还可能使身体呈不美观的凹
凸状态。另外，如果经常束紧腹
部，则会使腹肌无法用力，从而
导致身体曲线被破坏。

敷着面膜入睡
能预防肌肤干燥吗？

使用保湿护肤品
会更有效

敷着面膜入睡，在一定程度上能
预防睡眠期间的肌肤干燥。但早
上起床拿下面膜后，肌肤又会再
度干燥。利用保湿精华液保养才
是比较明智的保湿对策。

听说偶尔
更换护肤品
品牌会比较好，
这是真的吗？

不建议更换太频繁

卸妆、洗脸、保湿，这三大步骤
是肌肤保养的基本做法。肌肤所
需的物质没有改变，所以不需要
经常更换护肤品。不过，随着年
龄的增长，肌肤会有所改变，你
确实有必要每隔5~10年重新检
视一次使用中的护肤品。另外，
抗老化专用的护肤品日新月异，
不妨试试新产品。

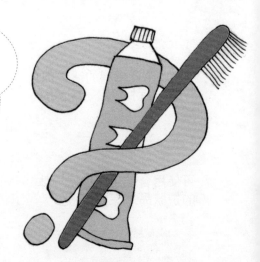

Q 我很在意口臭问题，应该做些什么来改善呢？

A

利用刷牙
保持口中清洁

口臭是杂菌在口中繁殖的结果。首先，必须仔细刷牙。口臭也可能是由蛀牙或牙周病引起的，别忘了定期到医院牙科确认口中的卫生情况。唾液减少会便于杂菌繁殖，你最好能在用餐时充分咀嚼，以促进唾液分泌。

Q 如何寻找适合自己的护肤品？

Q 白发增加令人十分困扰。有治疗白发的方法吗？

A

用半边脸测试

不确定护肤品是否适合自己的肌肤时，可以只在单侧脸上抹护肤品，进行半边脸测试（Half-Side Test）。持续1~2星期后，如果护肤品不适合，那么抹了护肤品的那半侧脸会出现炎症反应。经常看到有人用手臂或手腕测试，但手臂或手腕上的肌肤较厚，所以只要不导致过敏，护肤品通常不会使这些部位出现反应。

A

一旦白发出现
就无法治愈

如果黑色素细胞不再产生黑色素，新长出来的头发就不会是黑色的，而是白色的。白发出现的原因目前仍不清楚，所以还没有相应的治疗方法。可以用染发剂染发。

感染上足癣，
居家护理能治好吗？

有没有预防极痛的
嵌甲的方法？

用药膏耐心治疗

足癣，由真菌感染引起。去过容
易感染到足癣的游泳池或温泉等
地方后，一定要在睡前彻底清洗
双脚。已经感染的话，则需要让
脚充分干燥。鞋子也必须选择透
气性佳的。沐浴时可先按照平常
方式清洗，然后涂上市售药物。
药物以乳霜类型较佳。喷雾类型
容易起疹子，请多留意。足癣的
治疗很耗时，建议持续用药半
年。如果不确定是否感染了足
癣，请在用药前至皮肤科检查。

脚趾甲不要剪得太短

嵌甲是由鞋子过紧等因素引起
的。应避免穿细窄的尖头鞋或后
跟太高的高跟鞋，以免压迫脚趾
甲。另外，为防止脚趾甲嵌进皮
肤内，剪脚趾甲时，脚趾甲长度
应高于脚趾头顶部。若脚趾甲或
其周围有疼痛情形，请至皮肤科
诊治。

温热身体的
岩盘浴对创造
美丽肌肤有帮助吗？

温热身体的效果
只是暂时性的

岩盘浴和锗浴有温热身体的效
果，但其效果都只是暂时性的，
无法根本解决虚寒症状。如果想
改善虚寒症状并提升代谢率，那
么绝对需要多运动。如果习惯性
通过温热身体来流汗，身体就可
能会变得容易流汗。

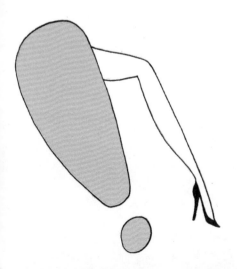

图书在版编目（CIP）数据

不费力全身肌肤抗老保养事典 ／（日）吉木伸子著；
张华英译. — 杭州：浙江科学技术出版社，2018.2（2021.11重印）
ISBN 978-7-5341-7984-6

Ⅰ．①不… Ⅱ．①吉… ②张… Ⅲ．①抗衰老－基本
知识 Ⅳ．①R339.34

中国版本图书馆CIP数据核字(2017)第295667号

著作权合同登记号　图字：11-2017-289号

原书名：HONTOUNI TADASHII ANTI-AGING DAIJITEN
Copyright © Nobuko yoshiki 2012
Originally Published in Japan by Shufunotomo Co.,Ltd.
through EYA Beijing Representative Office
Simplified Chinese translation rights © Lightbook(Beijing) Co., Ltd

书　　名　**不费力全身肌肤抗老保养事典**
　　　　　Bufeili Quanshen Jifu Kanglao Baoyang Shidian
著　　者　[日]吉木伸子
译　　者　张华英

出版发行　**浙江科学技术出版社**
　　　　　杭州市体育场路347号　邮政编码：310006
　　　　　办公室电话：0571-85176593
　　　　　销售部电话：0571-85062597　0571-85058048
　　　　　网　址：www.zkpress.com
　　　　　E-mail: zkpress@zkpress.com
排　　版　烟雨
印　　刷　和谐彩艺印刷科技（北京）有限公司

开　　本　880×1230　1/32　　印　张　7.5
字　　数　200 000
版　　次　2018年2月第1版　　印　次　2021年11月第2次印刷
书　　号　ISBN 978-7-5341-7984-6　定　价　66.00元

　　责任编辑　陈淑阳　　　　　**责任校对**　马　融
　　责任美编　金　晖　　　　　**责任印务**　田　文